Retrouvez nos prochaines parutions, les ouvrages du catalogue et les événements à ne pas rater sur notre site Internet. Vous pourrez également lire des extraits de tous nos livres, recevoir notre lettre d'information et acheter directement les ouvrages qui vous intéressent, en papier et en numérique !

À bientôt sur www.editionsleduc.com

Découvrez également toujours plus d'astuces et de bons conseils malins sur : **www.quotidienmalin.com** et sur la page www.facebook.com/quotidienmalin.

Maquette : Fabienne Vaslet
Illustrations : Fotolia et Scarlatine (p. 55, 61, 73, 77, 85, 91, 111, 115, 147)

17, rue du Regard
75006 Paris – France
E-mail : info@editionsleduc.com
ISBN : 978-2-84899-610-3

Quotidien Malin est une marque des éditions Leduc.s

LUCILE WOODWARD

UNE SILHOUETTE DE RÊVE C'EST MALIN

QUOTIDIEN MALIN
ÉDITIONS

À Steve

Sommaire

Introduction

Une silhouette de rêve, est-ce possible sans trop d'efforts ?

Oui, oui, trois fois oui ! On n'est pas obligé de courir des marathons ou de soulever de la fonte tous les jours pour se dessiner un beau corps. Je vais même aller plus loin et vous faire encore davantage plaisir : il faut absolument arrêter les régimes alimentaires draconiens et frustrants.

Comme vous, j'ai tout essayé. Maigrir vite et mal en m'affamant à coups de salades et de soupes à longueur de journée. Ingurgiter d'immondes boissons protéinées. Courir tous les jours pour « éliminer les calories ». M'épuiser, quitte à me dégoûter du sport et de la nourriture. M'interdire le chocolat, le fromage et tous les desserts du monde. En arriver, même, à dire que je n'aimais pas le sucré… Pendant dix ans, de 18 à 28 ans, j'ai erré de magazine en magazine, de méthode en méthode promettant monts et merveilles de minceur au fil des pages. Et franchement, sur le long terme, rien de tout cela n'a marché.

Il a fallu que j'apprenne le métier de coach sportif et que j'aie un enfant pour enfin comprendre. Pour avoir enfin la silhouette dont je rêvais depuis longtemps, sans trop d'efforts. Elle n'est pas parfaite, certes. Elle ne rivalise pas avec celle des stars des magazines. Mais elle me plaît, je l'accepte et je me sens bien dans mon corps. Et c'est ça, finalement, la silhouette de rêve, non ? Celle dans laquelle on se sent bien, à l'intérieur comme à l'extérieur.

Comment ce livre peut-il vous aider ?

Dans ce petit guide malin, vous trouverez des dizaines de bons conseils à mettre en place très rapidement pour améliorer progressivement votre silhouette, vous muscler efficacement, tonifier votre ligne, redresser votre posture et modifier votre façon de vous alimenter sans pour autant faire de régime. Avant tout, ce livre vous propose de dé-cul-pa-bi-li-ser ! Ces dix dernières années, on a bien compris que les régimes express ne servent à rien et que seule une prise en charge sur le long terme permet d'arriver à ses fins. D'ailleurs, quand on a un travail, des enfants, des passions et une vie palpitante à gérer à plein temps, on ne peut pas passer ses journées à compter les calories ingurgitées ou dépensées.

Très concrètement, ce que je vous propose, c'est d'opter pour les réflexes les plus efficaces, afin que l'absence de temps et de motivation ne soit plus un obstacle. Et avec des résultats garantis ! Je vais vous montrer comment, en adoptant quelques bonnes habitudes, vous allez perdre vos derniers kilos superflus et tonifier telle ou telle partie de votre corps sans pour autant y passer 4 heures par jour.

Commençons par votre alimentation : il existe des dizaines d'astuces faciles à mettre en pratique au quotidien pour améliorer la qualité des calories ingérées, retrouver la sensation de satiété et rééquilibrer vos repas sans faire de chichis.

Ensuite, concernant la tonicité de votre silhouette, je vous propose de faire du sport sans vous en rendre compte. *Exit* le jogging et le légendaire abonnement à une salle où vous n'irez jamais ! Si vous tenez ce livre entre vos mains, c'est que le sport et vous êtes (un peu) fâchés, donc ma méthode suit ce précepte : mieux vaut faire de petits exercices très souvent qu'un gros effort une seule fois par mois. Ainsi, je vous apprendrai petit à petit à exploiter chaque moment de la journée pour vous muscler : en maintenant une bonne position assise au bureau, en profitant d'un voyage en transport en commun ou encore en portant vos courses. Chaque mouvement de la vie quotidienne peut devenir un petit exercice qui vous muscle. Suivez le guide et vous verrez que c'est finalement facile d'avoir une silhouette de rêve ! (Je dois néanmoins être honnête : si vous faites aujourd'hui une taille 44, n'espérez pas atteindre la taille 38 en quinze jours ! Petit pas après petit pas !)

Lorsque vous aurez constaté les premiers résultats, que vous aurez senti que votre corps revit, l'envie de faire du sport pour de bon pourrait bien revenir, qui sait ? Je vous aiderai alors à découvrir quel genre d'activité physique est faite pour vous et vous donnerai des astuces pour démarrer efficacement, sans vous dégoûter dès la première séance.

10 secondes chrono pour essayer !

Vous êtes debout dans une librairie en train de lire cette introduction ? Faites travailler les muscles profonds des jambes et des abdominaux en repoussant fort le sol avec vos deux pieds. Avalez la peau du ventre sous les côtes. Vous sentez ? Vos jambes sont solides et contractées. La ceinture abdominale est engagée. Regardez-vous de profil si vous le pouvez. Votre posture est droite, ferme, tonique. Vous êtes en train d'effectuer un mouvement de renforcement musculaire postural.

Dès que vous le pouvez dans la journée, tenez cette position 30 secondes à 1 minute. Au bout de quelques semaines, vos jambes seront plus toniques, votre taille resserrée, cela sans jogging ni temps supplémentaire à trouver !

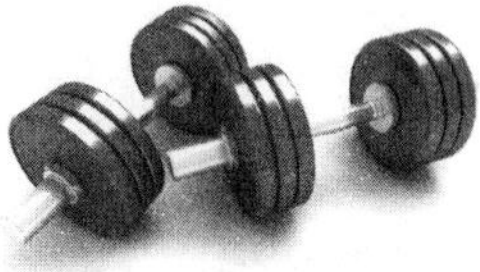

PARTIE I

Mieux manger et laisser tomber les régimes

Avertissement

Je ne suis ni diététicienne, ni nutritionniste. Dans cette partie, je vous communique mon expérience et celle des personnes que je coache. Sans faire nécessairement appel à un spécialiste de l'alimentation, il y a des dizaines de trucs et astuces que vous pouvez mettre en œuvre dès aujourd'hui pour vous sentir mieux dans votre corps. Ceci dit, si ces conseils ne suffisent pas ou que votre surpoids est trop important, n'attendez plus et consultez un professionnel de santé pour être accompagné dans votre perte de poids.

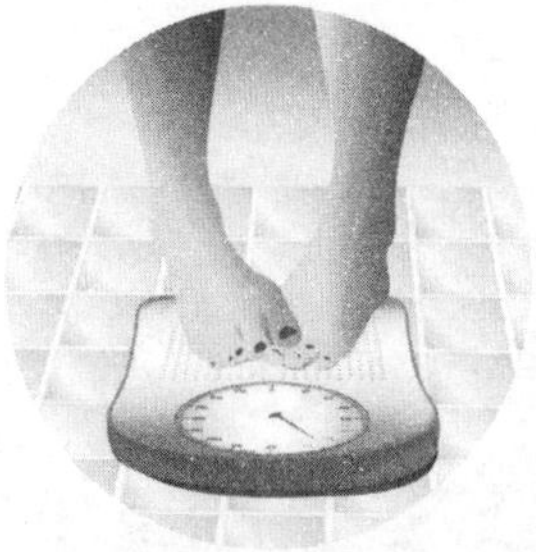

CHAPITRE I

Je ne sais plus quoi manger !

Il n'y a rien de pire que d'ouvrir le réfrigérateur et de se dire : « Mmmhh… qu'est-ce que je pourrais bien manger qui ne me ferait pas trop grossir ? » On l'a tous déjà pensé, moi la première !

Au lieu de cela, devant votre frigo, essayez plutôt ça : « Mmmhh… comment j'ai faim ? Est-ce que j'ai à peine faim, moyennement faim, très faim ? » Et à partir de là, mangez ce que vous aimez et ce que vous avez l'habitude de manger.

Si un jour vous avez très faim, mangez plus. En revanche, si un jour vous n'avez vraiment pas faim, ne mangez pas ou mangez moins. Les femmes qui ne sont pas sous pilule contraceptive connaissent bien ces variations puisqu'en fonction du cycle menstruel, l'appétit croît et décroît.

Écoutez votre corps

L'appétit est régulé par un système hormonal encore mal connu même des plus éminents scientifiques. Tout ce qu'ils savent de façon certaine, c'est que plus on essaye de contrôler sa faim, plus on la dérègle. Alors suivez ce que votre corps vous dit.

Toutefois, quand on est invité quelque part, il n'est pas toujours évident d'expliquer qu'on n'a pas faim et qu'on n'a pas envie de manger – ou très peu. Avec l'expérience, j'ai appris à répondre aux critiques du style : « Ah, encore au régime, c'est pénible ! » en expliquant simplement que j'avais décidé d'avoir un rapport plus sain avec l'alimentation, en respectant mes sensations de faim.

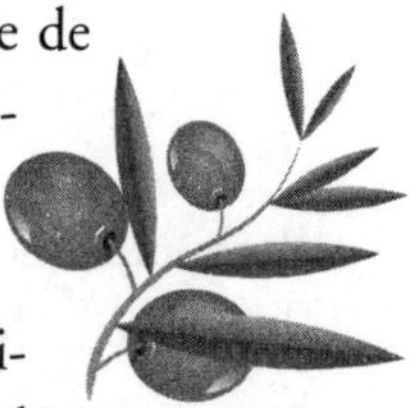

Je peux vous le certifier, mieux vaut expliquer gentiment à vos hôtes votre façon de fonctionner que de vous gaver pour leur faire plaisir. Vous verrez qu'au bout de 3 minutes, tout le monde tombera d'accord sur le fait que l'on mange souvent sans avoir faim. En 5 minutes, vous aurez convaincu vos hôtes, qui, je vous le garantis, ne vous embêteront plus !

Comment avez-vous faim ?

Dans la société de consommation et de tentations dans laquelle nous vivons, la faim ne se ressent pas toujours « instinctivement ». Essayez cet exercice de détente qui vous prendra 2 minutes, afin de vous mettre à l'écoute de vos sensations.

Asseyez-vous confortablement sur une chaise, un canapé... Laissez tomber vos épaules, détendez vos mâchoires, posez les mains sur votre ventre et fermez les yeux (après avoir lu ce qui suit !).

Inspirez profondément en gonflant votre ventre, le nombril se soulève. Prenez autant d'air que vous le pouvez puis soufflez par le nez ou la bouche le plus longtemps possible, en vidant tout l'air et en compressant le nombril vers le dos.

Effectuez 3 respirations profondes comme celle-ci puis, tout en gardant les yeux fermés, demandez-vous : comment ai-je faim ? Très faim, moyen faim, presque pas faim ? Soyez à l'écoute de vos sensations.

Rouvrez les yeux et vous saurez à quel point vous avez besoin de manger... ou pas !

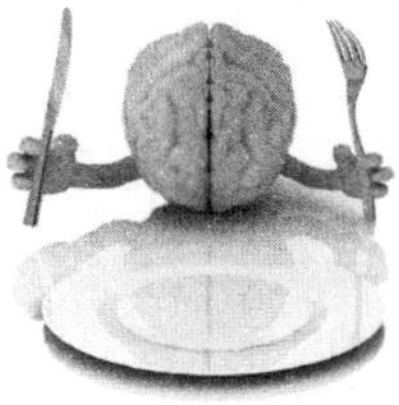

CHAPITRE 2

Réflexes pour manger sain au quotidien

Voici de nombreuses petites idées pour améliorer la façon dont vous alimentez votre corps. Le but est de diminuer un peu la quantité de mauvaises graisses, de sucre et de sel tout en conservant le plaisir et la satiété. Parce que l'on n'est jamais mieux rassasié qu'après un BON repas qui nous a fait plaisir.

Soignez votre petit déjeuner

20 minutes avant le petit déjeuner

Manger au réveil relève davantage d'une habitude sociétale que d'un réel appétit. Du coup, on risque de « manger sans avoir faim » et de manger trop ou pas assez, voire de déséquilibrer son appétit dès la première heure de la journée. Dommage !

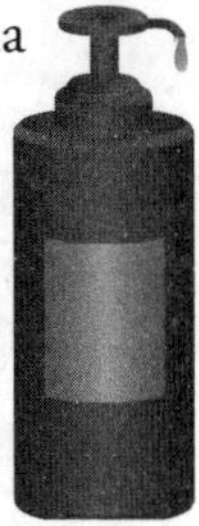

Mon conseil, c'est de se préparer avant le petit déjeuner : douche, habillage, maquillage, préparation des enfants… et ô miracle, vous avez faim !

Tant mieux. Mangez assis à table – en prenant votre temps – jusqu'à ce que vous soyez rassasié. Et vous aurez beaucoup moins faim à 11 heures. Du coup, aucune raison de grignoter et aucune culpabilité !

Un petit déjeuner pratique

Si vous n'avez toujours pas faim ou tout simplement pas le temps de manger le matin, ce n'est pas grave. Vous mangerez un peu plus tard. À 9 heures, à 10 heures, à 11 heures… Ne vous laissez simplement pas « mourir de faim » en attendant l'heure du déjeuner, où vous risqueriez alors de vous venger et de choisir un repas trop riche, juste parce que vous n'avez pas mangé le matin.

Préparez-vous un petit déjeuner à emporter que vous pourrez manger lorsque vous aurez faim. Un tiers de baguette beurrée avec un café à 10 heures, c'est super ! Ou une banane et un milk-shake (sans sucre !) à boire à la paille si vous êtes en voiture, en route vers votre lieu de travail.

Choisissez un petit déjeuner pratique qui ne prend pas trop de temps à cuisiner. Et hop, vous commencez bien la journée ! Voici quelques exemples…

Idée petit déjeuner antifringale

Depuis que j'ai découvert qu'on pouvait se procurer du beurre de cacahuète dans mon petit supermarché de quartier, il y en a toujours dans mon placard.

Au petit déjeuner, 2 tartines de beurre de cacahuète, un grand thé et un fruit de saison... Vous voilà parti pour une matinée sans fringale.

En plus, le beurre de cacahuète est très riche en protéines végétales (donc idéal pour les végétariens). Il est tout de même assez sucré, alors autorisez-vous 2 cuillères à café par jour au grand maximum !

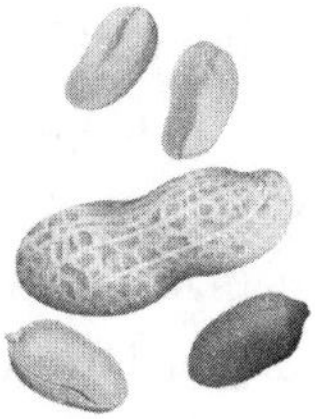

Idée petit déjeuner détox

Le lendemain d'une soirée un peu trop arrosée ou après un repas gargantuesque, il est fort possible que vous n'ayez pas très faim. Ceci dit, sauter complètement le petit déjeuner vous expose à une grosse fringale vers 11 heures et à une ruée vers du très gras et du très salé au déjeuner. Essayez plutôt ce petit déj' spécial détox :

- 1 grande boisson chaude (sans sucre si possible)
- 1 banane
- 1 fruit de saison
- 2 fruits secs
- 1 poignée de noix/amandes

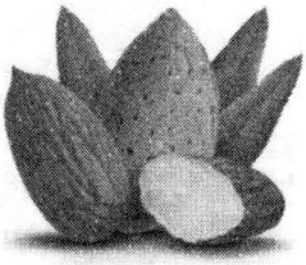

Vous vous sentirez beaucoup mieux dans l'heure qui suit. Presque comme si de rien n'était !

Idée petit déjeuner à boire

Une solution super pour les matins pressés, par exemple si vous prenez un train tôt le matin et que vous prévoyez de prendre votre petit déjeuner à votre place en regardant le paysage. Plutôt que la viennoiserie hypergrasse achetée en gare, vous pouvez préparer la veille un petit déjeuner à boire : mélangez un verre de lait (entier si possible), 1 banane, 1 fruit frais et 2 cuillères à café de miel. Mixez le tout pendant 1 bonne minute. Si vous ne digérez pas bien le lait, optez pour du « lait » d'amande. Buvez le tout à température ambiante. C'est bon, sucré, vitaminé, hydratant et vous n'aurez pas faim de toute la matinée.

Les céréales qui font du bien

Les céréales, c'est pratique mais attention, si vous optez pour les céréales le matin, choisissez les moins sucrées. Parce qu'une portion de céréales tout chocolat ou au miel peut être aussi sucrée qu'une part de brownie ! Vous vous sentirez rassasié juste après, mais ce pic de sucre dès le matin provoque bien souvent une fringale vers 11 heures.

Personnellement, je choisis des mueslis aux fruits. Pour les gourmands, il existe des mueslis aux pépites de chocolat qui sont tout de même moins sucrés qu'une portion de « grains de riz soufflés au chocolat » !

Le conseil en + : mâchez bien vos céréales. Évitez de les gober tout rond. Plus on prend le temps de mastiquer, plus la sensation de rassasiement est importante.

Cuisinez maison

Je vous conseille de toujours privilégier le « fait maison ». En préparant vos repas à partir d'ingrédients de base, vous évitez de consommer tout un tas de produits un peu « bizarres ». Prenons un quatre-quarts, par exemple. Si vous le faites vous-même, vous y mettrez à parts égales de la farine, du sucre, des œufs et du beurre. Maintenant, regardez la liste des ingrédients de n'importe quel quatre-quarts vendu dans le commerce. Vous y trouverez toujours quelque chose de louche, même s'il est bio. Quelques exemples : sirop de glucose-fructose, sirop de sucre inverti, poudres à lever, acide citrique, huile de palme, stabilisateur… Bref, des tas de choses compliquées que l'organisme aura à trier, à éliminer… ou à stocker !

Idées de recettes simples

Soupe à la tomate ultrarapide

La soupe à la tomate, toute la famille adore. C'est vraiment la soupe la plus facile à faire boire aux enfants et au conjoint affamés !

- Préchauffez votre four à 180 °C.
- Versez de l'huile d'olive au fond d'un grand plat à gratin. Coupez 6 belles tomates en quatre

en laissant la peau. Déposez-les en vrac dans le plat à gratin, ajoutez 2 pincées de gros sel et enfournez pendant 15 minutes. Quand c'est cuit, la peau des tomates s'enlève toute seule. Pelez-les.

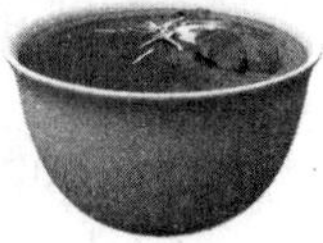

- Versez le contenu du plat à gratin dans un robot mixeur et mixez pendant 1 à 2 minutes. Assaisonnez avec poivre et herbes de Provence à votre goût, ajoutez 4 cuillères à soupe de crème fraîche. Et même, pourquoi pas, des feuilles de basilic ou du quatre-épices ?

C'est délicieux, toujours réussi et beaucoup moins salé qu'une soupe en brique.

Écrasé de pommes de terre à l'huile d'olive

Autre gros succès familial. Plutôt qu'une purée congelée (souvent très salée) ou déshydratée, essayez cet écrasé davantage dans l'air du temps et très diététique.

- Lavez 1 kg de pommes de terre avec leur peau. Coupez-les en quatre et faites-les cuire pendant 15 minutes à l'eau bouillante. (Pour des quantités plus petites, faites-les cuire 10 minutes au micro-ondes dans un plat en céramique avec un fond d'eau.)

- Une fois les pommes de terre cuites, disposez-les dans un saladier.
- Versez 3 cuillères à soupe d'huile d'olive sur les pommes de terre et commencez à les écraser à la fourchette. Il faut qu'il reste des petits bouts de pomme de terre, le mélange ne doit pas être lisse. Ajoutez plus ou moins d'huile selon la consistance voulue. Salez et poivrez à votre goût. Vous pouvez même ajouter des olives noires coupées en fines rondelles pour un goût plus prononcé.

Et hop, voilà un accompagnement moderne et beaucoup plus digeste qu'une purée au lait et beurre ! À noter que l'on peut faire exactement la même chose avec de la patate douce pour un plat plus exotique, tout aussi succulent.

Pizza maison

Idéale pour occuper les enfants lors d'une fin de journée pluvieuse.

Soit vous faites vous-même votre pâte à pizza soit vous faites appel à celles du commerce, prêtes à dérouler. C'est du semi-fait maison, d'accord, mais l'important c'est de rester pratique !

L'idée, c'est que chacun prépare sa pizza : disposez sur la table tous les ingrédients disponibles (olives, sauce tomate, jambon, fromage râpé, mozzarella, champignons, tomates, poivrons, thon, aubergine...), fouillez bien dans votre frigo et vos placards. Fixez une règle (par exemple au moins 1 légume sur chaque pizza, ou au moins 2, au moins une source de protéines, etc.). C'est très ludique, les petits adorent et rechignent moins à manger des légumes.

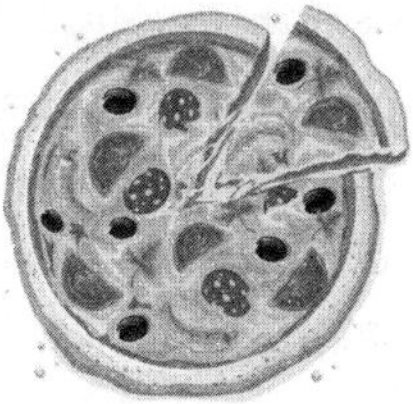

Enfournez 10 à 15 minutes à 200 °C. Toute la famille se régale.

5 fruits et légumes par jour

N'hésitez surtout pas à suivre les recommandations du Plan national nutrition santé (PNNS). 5 fruits et légumes par jour, c'est une excellente ligne de conduite. Ce message du gouvernement a le mérite d'être clair, simple et facile à appliquer dans la vie de tous les jours. La pyramide de nutrition qu'il a établie est tout à fait adaptée à la grande majorité de la population, donc n'allez pas chercher ailleurs. Et si un jour vous ne mangez pas 5 végétaux, ce n'est pas très grave. Pas grave non plus si vous en mangez plus que 5. Ce chiffre est une ligne moyenne, un bon repère pour tous, duquel il faut essayer de se rapprocher, sans pour autant en faire une obsession : plus vous « mentalisez » votre alimentation, plus vous risquez de dérégler votre métabolisme.

Cela vous paraît impossible au quotidien ? Pourtant, on y arrive vite. Voici un exemple d'une journée avec 5 fruits et légumes :

- Matin : 1 boisson chaude, 2 tartines beurrées, **1 orange (ou 1 jus d'orange maison)**.
- Midi : **carottes râpées** en entrée. Plat du jour avec moitié féculents, moitié **légumes cuits**. Pas de dessert.
- 17 h : goûter avec **1 fruit frais de saison** (pomme, poire, grappe de raisin, abricot ou même banane !), 1 poignée d'amandes, un grand verre d'eau.
- Soir : une soupe de **légumes** ou des pâtes aux **légumes** ou un risotto aux **légumes**.

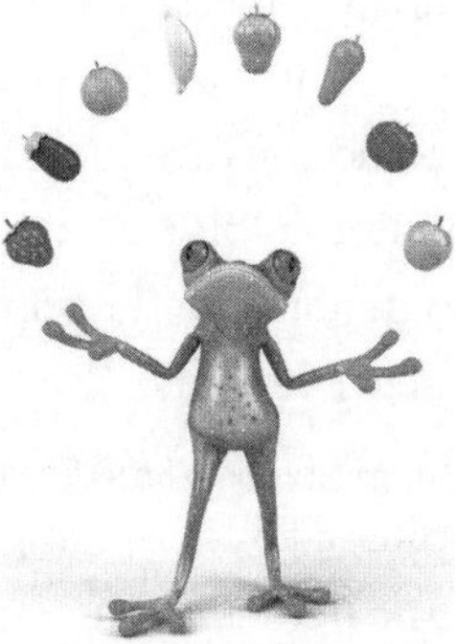

Une salade en 3 minutes chrono

Il est 20 heures, vous avez une faim de loup et vous êtes prêt à vous ruer sur n'importe quoi de très gras et très salé ? Promis, en 3 minutes chrono, je vous aide à concocter un plat délicieux, équilibré et qui rassasiera toute la famille.

Vous avez forcément dans votre cuisine :

- une boîte de lentilles/de haricots rouges/de pois chiches
- une boîte de thon/2 tranches de jambon/un reste de poulet froid
- un morceau de parmesan/du fromage râpé
- une tomate/un demi-concombre/une carotte/de la salade verte
- de l'assaisonnement : huile d'olive, herbes de Provence, poivre, jus de citron, herbes congelées

Il suffit de mélanger un ingrédient de chaque dans un saladier, et vous avez en 3 minutes une superbe salade composée riche, nourrissante et équilibrée.

Mes salades préférées :

- pois chiches, cubes de comté, concombre, huile d'olive et basilic
- lentilles, thon, tomate en dés, huile d'olive et jus de citron
- haricots rouges, jambon, carottes en dés, huile d'olive, coriandre hachée surgelée

Mangez végétarien le soir

C'est un bon petit secret ventre plat ! Mangez végétarien le soir et vous vous réveillerez avec un ventre plus plat que la veille. Vous n'avez pas d'idée ? Il y en a tellement pourtant :

- des pâtes aux légumes avec un (léger !) saupoudrage de parmesan
- une quiche oignons-poireaux (sans fromage !)
- une purée de patate douce et du riz
- une salade de haricots rouges
- une jardinière de légumes
- de la semoule et des légumes de couscous
- une soupe minestrone…

Manger végétarien le soir, c'est très bon, rassasiant, ça se digère facilement et on dort mieux, car le ventre est plus léger. Voici quelques idées de recettes simples pour vous inspirer.

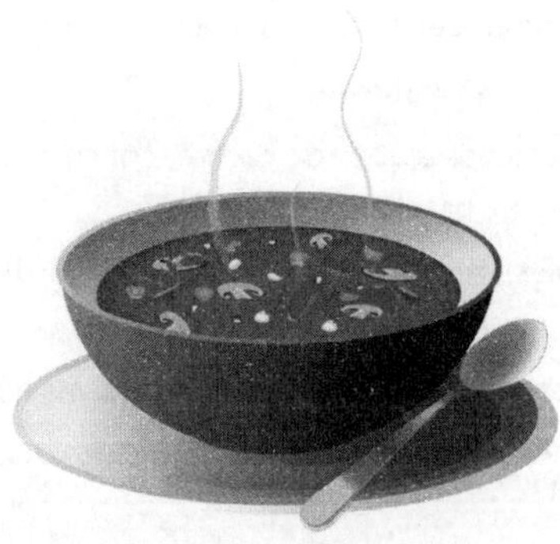

ENTRÉES

Guacamole

3 minutes chrono pour ce guacamole toujours réussi et sans aucun additif.

Ingrédients : 2 avocats mûrs à point • ½ citron • 1 petite échalote ou 1 gousse d'ail • sel, poivre, huile d'olive

• Épluchez les avocats et disposez-les dans un saladier. Coupez l'échalote ou l'ail en tout petits carrés ou utilisez un presse-ail. Ajoutez 2 cuillères à soupe d'huile d'olive et quelques gouttes de citron (pas trop pour commencer).

• Écrasez le tout assez grossièrement à la fourchette.

• Goûtez puis ajoutez sel/poivre/citron/huile d'olive selon votre goût.

• Servez aussitôt accompagné de pain toasté. Régalez-vous !

Concombre au yaourt

Ingrédients : 1 concombre • 1 yaourt type bulgare • 1 cuillère à soupe d'huile d'olive • 1 cuillère à soupe de vinaigre de vin • sel, poivre

• Lavez et épluchez le concombre. Coupez-le à votre goût (en tranches, en rondelles, râpé… comme vous préférez). Réservez dans un saladier.

• Pour la sauce, mélangez le yaourt avec l'huile d'olive, le vinaigre, un peu de sel et de poivre. Battez avec une fourchette et versez sur le concombre.

Ce concombre se conserve au maximum 12 heures au frigidaire.

Soupe à la tomate (voir p. 24).

PLATS

Pâtes aux brocolis

Ingrédients : 1 brocoli • des pâtes qui cuisent 10 minutes environ (penne, fusilli, rigatoni…) • huile d'olive • parmesan râpé • fleur de sel.

• Faites bouillir une grande casserole d'eau.

• Pendant que l'eau chauffe, séparez les petits bouquets du brocoli, lavez-les.

• Plongez les pâtes dans l'eau et ajoutez-y en même temps les bouquets de brocoli (cela parfumera les pâtes).

• Quand les pâtes sont cuites, égouttez le tout puis versez dans un plat, ajoutez un filet d'huile d'olive, de la fleur de sel et une ou deux pincées de parmesan.

Toute la famille adore !

Pâtes aux trois pois

Il existe dans le commerce des mélanges de pois surgelés (edamame/fèves/petits pois, petits pois/pois gourmands/haricots blancs…) à des prix très modérés. Associés à du fromage frais, c'est tout simplement délicieux et toujours végétarien !

- Mettez des pâtes à cuire et, 4 minutes avant la fin de la cuisson, ajoutez dans la casserole quelques poignées du mélange de pois encore surgelés.
- Pendant la fin de la cuisson, préparez des petits dés de chèvre, de mozzarella ou de feta.
- Égouttez les pâtes aux pois. Ajoutez 1 ou 2 cuillères à soupe d'huile d'olive, les cubes de fromage et servez aussitôt. Pas besoin de saler.

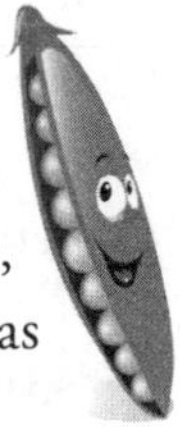

Tout le monde adore. C'est un plat végétarien qui satisfait les appétits les plus voraces et réjouit les papilles des gourmands.

Risotto aux légumes

Ingrédients : riz arborio spécial risotto • 1 oignon • 2 légumes de votre choix (courgettes, aubergines, carottes, épinards, poivrons, chou-fleur…) • 50 cl de bouillon (de légumes de préférence) • 1 verre de vin blanc (facultatif).

- Dans un wok, faites revenir tout doucement le riz arborio, l'oignon coupé en fines tranches (vous pouvez aussi utiliser de l'oignon surgelé) et les légumes coupés fins.
- Quand le riz et les oignons sont translucides, ajoutez le verre de vin blanc. Baissez le feu tout doux et attendez que le riz ait absorbé le vin.
- Progressivement, ajoutez 1 louche de bouillon. Puis une autre quand tout le liquide est absorbé, etc. Cette opération dure environ 15 à 20 minutes, jusqu'à ce que le riz soit presque mou et à votre goût.
- Pour finir, ajoutez un peu de parmesan et servez. C'est délicieux, vraiment très simple et on mange des légumes !

Lasagnes végétariennes

Vous avez une recette de lasagnes qui plaît à chaque fois ? Ne changez rien ! Sauf qu'au lieu de mettre du steak haché dans la sauce tomate, versez-y une fricassée de légumes. Ceux que vous voulez ou que vous avez à votre disposition (par exemple : 1 oignon, 1 carotte, 1 aubergine, 3 poignées de petits pois surgelés).

- Coupez les légumes en petits dés. Faites-les revenir 8 minutes à l'huile d'olive dans une poêle mais veillez à ce qu'ils restent un peu croquants.

• Versez un pot de sauce tomate (sans viande !) sur ces légumes et préparez vos lasagnes comme d'habitude avec la béchamel, les pâtes à lasagnes, le fromage râpé. Vos convives adoreront et n'y verront que du feu !

Quiche oignon-poireau

Avec cette recette, même les enfants adorent les poireaux !

Ingrédients : 2 oignons • 1 poireau • 1 pâte feuilletée à dérouler (vous pouvez faire votre propre pâte mais c'est un peu plus long et là, je fais du 100 % pratique !) • 2 œufs • 50 cl de crème fraîche à 20 % matière grasse • sel • poivre.

• Dans une poêle, faites revenir vos oignons coupés en fines lamelles et votre poireau lui aussi coupé en tout petits morceaux. Salez et poivrez. Laissez à feu moyen, il ne faut pas que ça brunisse.

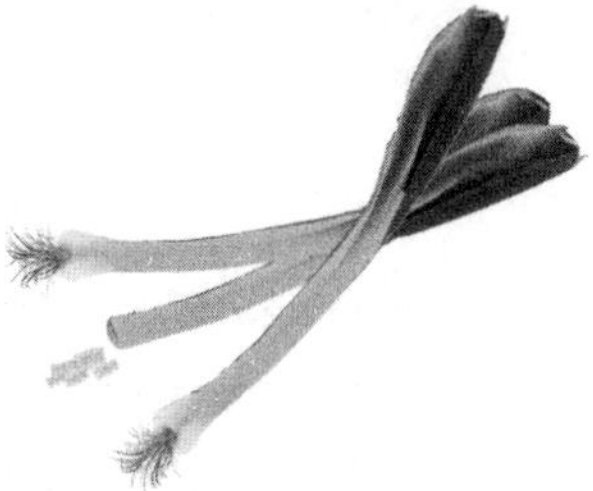

• Pendant ce temps, cassez les œufs dans un saladier et battez-les. Ajoutez la crème fraîche, du sel et du poivre et mélangez.

• Ajoutez ensuite les oignons et le poireau (bien translucides) au mélange œufs-crème.

- Versez le tout sur la pâte déroulée (option pour les plus gourmands : ajoutez 1 petite poignée de fromage râpé à la surface de la quiche). Enfournez à 200 °C pendant 30 minutes. Dégustez chaud, tiède ou froid avec, pourquoi pas, un peu de salade verte ? Ça fait double portion de légumes !

DESSERTS

Le mieux… c'est de se passer de dessert ! Le soir, l'objectif est vraiment de manger le plus léger possible (au moins 2 ou 3 fois par semaine pour voir des résultats probants et assez rapides sur sa silhouette). Mais si vous y tenez vraiment, optez pour un fruit frais ou juste un carré (je dis bien un seul !) de chocolat noir à 70 % de cacao minimum.

Choisissez entre alcool et dessert

Loin de moi l'idée de jouer les rabat-joie. Si un soir vous voulez boire un peu d'alcool, allez-y avec modération mais dans ce cas, faites impérativement l'impasse sur le dessert. Trois verres de vin, c'est l'équivalent d'un petit dessert du type panna cotta au coulis de framboise par exemple, donc si vous voulez vous faire plaisir avec un dessert, ne buvez pas d'alcool. C'est l'un ou l'autre si l'on veut garder une belle silhouette !

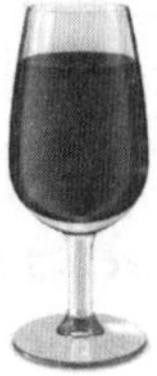

Abusez des légumineuses

Les lentilles, c'est très bon, c'est pratique et ça va avec tout. Bon je vous l'accorde, 40 minutes de cuisson à l'eau bouillante, c'est un peu long mais si vous les choisissez en boîte ou, encore mieux, cuites et emballées sous vide, c'est déjà prêt. (Pour les lentilles en boîte, je vous conseille de les rincer rapidement à l'eau froide dans une passoire pour leur redonner leur goût original). Ensuite, elles s'accommodent avec tout. À la sauce tomate, en salade, avec du fromage râpé, du jambon, au pesto…

Les lentilles sont très rassasiantes et surtout, elles sont très riches en fibres et en minéraux, notamment en magnésium. C'est un aliment idéal pour les sportifs, d'ailleurs, car ils perdent beaucoup de minéraux en transpirant. Bref, en mangeant régulièrement des lentilles, vous aurez une meilleure digestion et serez moins fatigué. Vous serez ainsi plus motivé pour bouger régulièrement. Ça vaut le coup de miser dessus une ou deux fois dans la semaine, non ? Et quand vous aurez pris goût à ce changement, essayez avec d'autres légumineuses : des fèves, des pois chiches, des pois cassés, des haricots rouges… impossible de se lasser ! Cerise sur le gâteau, les légumineuses sont bourrées de protéines végétales. En plus, elles sont très bon marché et vous pouvez même les acheter bio sans mettre en péril le budget familial !

CHAPITRE 3

Les bonus qui font du bien

Un fast-food… même pas grave !

Un hamburger-frites, ça n'est pas si mauvais à condition de ne pas manger une énorme glace au chocolat derrière. Pareil pour la pizza devant un match de foot… évitez seulement la bière ! De temps en temps, ça ne tue personne donc si vous ne pouvez pas vous en passer, allez-y (2 fois par mois maximum). Pensez juste à faire l'impasse sur le dessert et à éviter le soda ultra-sucré en accompagnement.

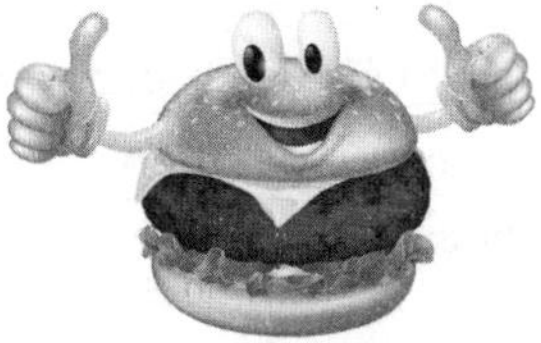

Une journée détox pour repartir du bon pied

Après un ou plusieurs jours de « lâchage complet », voici une journée détox type que je vous recommande. Attention, on ne la fait qu'une seule journée, ensuite on reprend les bons réflexes, tout simplement.

- **Au lever :** enchaînez les trois exercices à faire dans son lit (voir p. 51-53). L'objectif est de sentir combien votre corps est vivant.
- **Petit déjeuner :** 1 boisson chaude sans sucre + 1 fruit frais de saison + 2 tartines de pain complet beurré.
- **Déjeuner :** 2 tranches de saumon fumé + 1 bol de riz complet + 1 assiette de légumes poêlés ou vapeur ou des crudités selon votre goût. Pas de dessert.
- **Goûter :** 2 poignées d'amandes (ou noix, noisettes… non salées et non grillées) + 1 fruit frais de saison ou 2 gros fruits secs (abricots, dattes, pruneaux…).
- **Le soir :** tisane aux queues de cerises. Et c'est tout… Si vous ne pouvez pas faire ce petit jeûne du soir, alors je vous recommande une poêlée de légumes

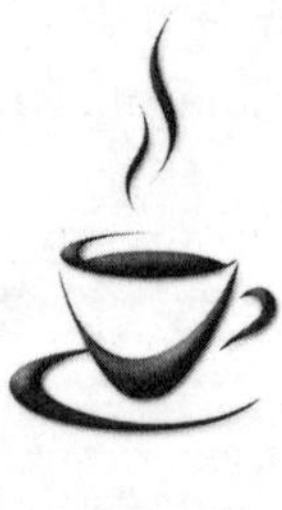

cuits. De saison de préférence et cuisinés avec un filet d'huile d'olive.

• **Au coucher :** enchaînez les deux exercices du soir (voir p. 89-91) pour terminer la journée en beauté et vous relâcher avant de dormir.

Un dérapage, sinon rien !

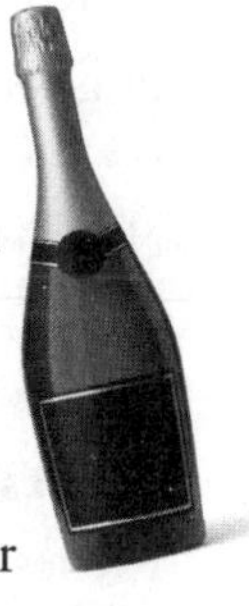

Parce qu'être en forme ne signifie pas être asocial, il faut aussi savoir se lâcher ! Vous pouvez vous autoriser 1 ou 2 gros « dérapages » par mois. Un mariage, un week-end entre amis, une folle soirée filles (ou entre hommes !)... Faites-vous vraiment plaisir sans compter et, le jour d'après, faites une journée détox (voir ci-dessus). Buvez beaucoup d'eau et reprenez votre alimentation équilibrée. Le mieux, c'est de faire du sport dans les 24 ou 48 heures qui suivent. L'organisme ne stocke pas l'énergie si elle est dépensée très rapidement après avoir été ingérée. Pensez-y !

Des astuces grignotage malin

Non je ne vous incite pas au grignotage. Désolée mais le meilleur grignotage, c'est de ne pas grignoter. Du tout. Mais je sais bien que c'est difficile, qu'on est souvent tenté, que l'ennui et le stress sont de véritables pousse-au-crime... que celui ou celle qui n'a jamais grignoté me jette la première pierre !

Si vous avez vraiment un besoin irrépressible de manger en dehors des repas, choisissez les moins mauvais des goûters. Voici une liste dans laquelle puiser (mais j'y insiste, essayez de grignoter le moins possible !).

- **Un grand verre d'eau,** du thé, des tisanes chaudes ou froides... Bon, je l'admets, ce n'est pas vraiment du grignotage ! Mais ce sont d'excellents coupe-faim quand on a une fringale.
- **Des poignées de noix, noisettes, amandes...** Riches en minéraux et en protéines végétales, les oléagineux sont de précieux alliés pour grignoter sain. Ils sont d'ailleurs très appréciés des sportifs, qui en croquent une quinzaine 30 minutes à 1 heure avant un effort conséquent.

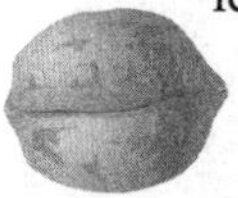

- **Des fruits frais.** Ils sont bien plus faciles à digérer lorsqu'ils sont mangés en dehors des repas. 1 pomme, 1 banane, ou 5 prunes : c'est facile à emporter et ça redonne un coup de peps pour le restant de la journée.

• **Le chocolat noir,** tout simple, en carré. On le choisit avec au moins 70 % de cacao. Il est très riche en magnésium et en antioxydants. Donc 2 carrés par jour, franchement, c'est tout à fait honnête.

• **Les bons apéritifs.** Vous en avez ras le bol des crudités type chou-fleur trempées dans du fromage blanc maigre ? Je vous comprends ! Même si c'est léger et bon pour la santé, c'est vu, vu et revu. Alors voilà un peu d'originalité et de fun pour picorer quelques apéros un peu moins culpabilisants que les chips et autres biscuits bien gras et souvent trop salés.

– À la place des bâtons de carotte ou de concombre, préférez le radis noir ou des cubes de betterave rouge. Ces légumes ont non seulement plus de goût, de piquant et des couleurs originales mais on les aime aussi car la betterave est bourrée d'antioxydants et le radis noir est un détoxifiant du foie bien connu.

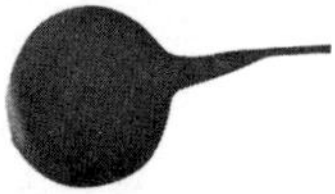

– Associez des cubes de betterave rouge à des cubes de feta sur des piques à apéritif, c'est délicieux.

– Votre radis noir, coupez-le en fins bâtonnets et dans votre sauce fromage blanc-crème fraîche, préférez le cumin au sel aromatisé, car c'est un anti-inflammatoire très bon pour les vaisseaux du cœur. Au bout du compte, vous avez un cocktail anti-inflammatoire, antioxydant et détoxifiant du tonnerre, original, qui ravira vos invités.

PARTIE 2

Le sport au quotidien : c'est facile !

Avant de commencer

« Sport » et « facile » sont-ils vraiment compatibles ?

Qui dit sport ne dit pas nécessairement jogging, transpiration et longues séances d'étirements diaboliques. Si, comme beaucoup de monde, vous n'appréciez pas particulièrement cela, ou si vous pensez ne pas en être capable, cette partie du livre peut changer votre vision du sport et vous le rendre d'un coup bien plus sympathique ! Je m'explique.

Décider de bouger plus, ce n'est pas forcément se fixer l'objectif de courir un marathon ! On peut faire de l'activité physique très simplement. En marchant, déjà, et puis en contractant par exemple ses fessiers plusieurs fois par jour, ou encore en se brossant les dents sur la pointe des pieds… Avec les bonnes idées et les bons gestes, chaque moment de la journée peut devenir une occasion de bouger un peu plus sans avoir l'impression de faire véritablement du sport.

Ventre, fessiers, dos, jambes, bras… Vous allez voir que faire du renforcement musculaire sans vous en rendre compte ou presque, c'est possible ! D'abord dans votre lit le matin, juste avant de vous lever, puis dans votre salle de bains, au bureau, en courses, devant la télé… Chaque chapitre de cette partie est consacré à un moment de votre journée, donc vous verrez vite que glisser du sport dans votre quotidien est un jeu d'enfant !

Choisissez les exercices selon votre état de forme

Pour vous aider à y aller progressivement, j'ai classé les exercices par difficulté :

★ très facile/facile

★★ un peu plus difficile

★★★ pour les plus courageux

La vérité anticellulite

Qu'est-ce qui peut vraiment éliminer la cellulite ? Réponse : le muscle. Plus vous êtes musclée, meilleure sera l'apparence de votre peau. C'est prouvé scientifiquement : les crèmes n'ont pratiquement aucun effet sur le lissage des capitons. La vraie solution, c'est de changer la surface sur laquelle repose la cellulite.

Si les capitons reposent sur du gras, l'aspect peau d'orange est multiplié. Si les capitons reposent sur du muscle tonique, la cellulite est moins flagrante. Au fur et à mesure, les capitons se lissent grâce à l'effet bénéfique de l'afflux de sang vers les muscles. Cette riche vascularisation a un effet drainant de l'intérieur.

En résumé : des muscles toniques et entretenus sont la véritable clé anticellulite. Il faut se focaliser sur les muscles de l'avant des cuisses, de l'arrière des cuisses et les fessiers.

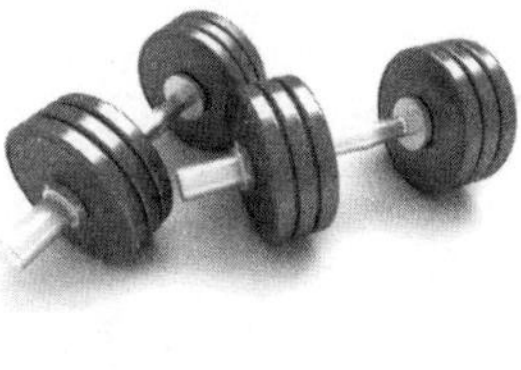

À noter

Si la première partie de ce livre est valable aussi bien pour les hommes que pour les femmes, nombre de conseils et de situations de cette 2e partie sont plutôt destinés aux femmes (l'encadré p. 49 en est la preuve !). De fait, c'est avant tout à elles que j'ai pensé en concevant ces exercices mais les hommes peuvent évidemment se les approprier, à eux de faire les exercices qui leur plaisent !

CHAPITRE I

Au lit le matin

Étirez-vous dans votre lit *

Dès le réveil, vous pouvez muscler les muscles profonds de votre dos. Allongez-vous sur le dos, les mains le long du corps. Inspirez à fond et, en soufflant, grandissez-vous. Étirez au maximum vos jambes comme si quelqu'un vous tirait par les pieds. Allongez vos bras en tirant les épaules loin des oreilles comme pour faire le plus d'espace possible dans votre nuque.

Étirez aussi votre tête, comme si le haut de votre crâne était tiré par un fil imaginaire. Tenez 10 secondes puis relâchez tout en soufflant. Recommencez 3 fois.

Vous ne faites pas vraiment du sport, c'est seulement un réveil musculaire, mais cela vous étire et vous muscle en même temps, ce qui vous fait démarrer du bon pied ! Et puis cela vous permet aussi de retrouver les sensations de votre corps après une nuit de sommeil.

Affinez votre bassin **

Si vous pouvez encore traîner quelques minutes au lit, essayez ceci. Toujours sur le dos, ramenez vos pointes de pieds près de vos fesses. Collez les genoux l'un contre l'autre. Étendez les bras de chaque côté du buste.

Puis tout doucement, balancez les deux genoux sur la droite. À peine, en gardant un maximum de contact du dos contre le matelas. Ne décollez ni vos épaules ni vos pointes de pied.

Inspirez et revenez les deux genoux au milieu, toujours bien pressés l'un contre l'autre. Puis emmenez-les vers la gauche en soufflant. Vous sentez le côté des abdominaux et l'intérieur des cuisses qui travaillent ? C'est normal !

30 secondes chaque matin, ça n'a l'air de rien comme ça, mais ça vous redessine une taille quand c'est fait tous les jours !

Pratiquez les abdos intellos ***

Cet exercice peut être fait sur le lit, allongé sur le côté en lisant un livre ou un magazine.

Vous êtes allongé sur le côté droit disons, la tête posée sur le bras droit lui-même allongé vers le haut, la paume de main vers le plafond (c'est important). La jambe gauche est aussi allongée et posée sur la jambe droite. Il faut que les jambes, le buste et le bras soient alignés sur un seul axe. Le bras gauche, sur le dessus, tient votre livre, ou bien vous pouvez le monter vers le plafond – mais c'est plus dur pour la suite. Vous sentez peut-être déjà un léger déséquilibre qui vous entraîne à rouler en avant ou en arrière. Essayez de stabiliser votre position en serrant le nombril vers la colonne vertébrale tout en maintenant une respiration normale.

Vous y êtes ? Vous tenez ? Alors levez la jambe gauche (celle du dessus) de 10 centimètres vers le plafond. Vous tanguez ? C'est normal ! Stabilisez-vous sans vous aider de vos mains, mais en contractant davantage la sangle abdominale. C'est votre tronc, comme un arbre, qui tient vos membres supérieurs et vos membres inférieurs solides. Restez ainsi pendant 30 secondes.

Vous tenez ? Alors augmentez un peu la difficulté de l'exercice en effectuant de tout petits cercles avec la jambe gauche. 10 cercles dans le sens des aiguilles d'une montre, 10 cercles dans l'autre sens. Passez ensuite au côté gauche.

Si tenir 30 secondes vous est impossible, faites au mieux puis tentez le côté gauche en essayant, là encore, de résister le plus longtemps possible. De toutes façons, si vous pratiquez régulièrement cet exercice, vous progresserez vite.

Pendant l'exercice, vous pouvez toucher votre taille, elle est très contractée. C'est un excellent travail pour les abdominaux profonds !

Faites le pont ★

Ôtez l'oreiller de sous votre tête, allongez-vous sur le dos, les jambes tendues, les talons serrés l'un contre l'autre. Dégagez les épaules des oreilles, allongez les bras le long du corps et tournez les mains en direction du plafond.

→

Inspirez à fond et, en soufflant, poussez sur vos talons pour décoller les mollets, l'arrière des cuisses, les fesses et le bas du dos du matelas.

Serrez le périnée en même temps (comme si vous vouliez retenir une envie de faire pipi) et respirez 2 fois à fond dans cette position.

Puis relâchez doucement votre corps sur le lit. Vous sentez toute la chaîne postérieure travailler ? C'est normal !

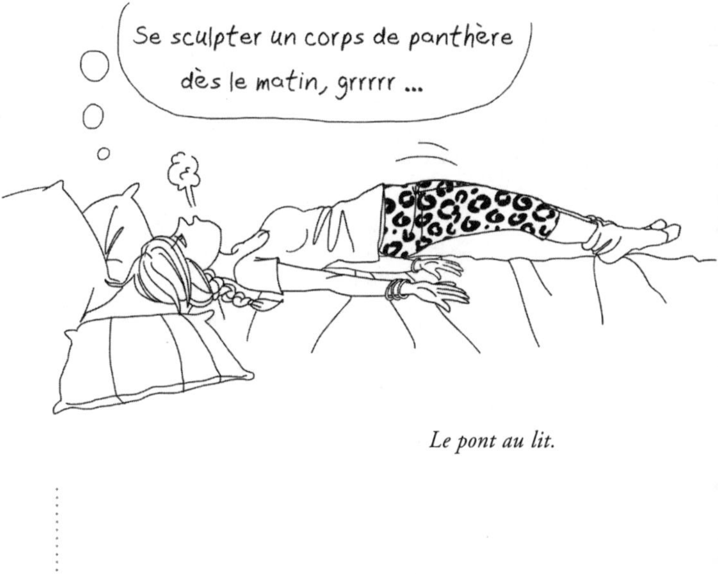
Se sculpter un corps de panthère dès le matin, grrrrr ...

Le pont au lit.

CHAPITRE 2

Dans votre salle de bains

Montez sur la pointe des pieds *

Voici un excellent réflexe à adopter tous les jours. Plutôt que de vous tenir de façon nonchalante et déhanchée devant le miroir pendant que vous vous brossez les dents, musclez vos mollets et vos abdos. Détachez-vous du lavabo et, pendant les 2 à 3 minutes de brossage (eh oui, en principe, un brossage de dents doit durer si longtemps !), montez sur la pointe des pieds, puis revenez pieds à plat et recommencez une bonne trentaine de fois. Cet exercice vous demande de contracter les muscles des mollets mais aussi des cuisses, des fessiers et surtout des abdominaux pour vous maintenir en équilibre. Vous n'y arrivez pas ?

Posez une main sur le lavabo de temps à autre pour vous rétablir. Peu à peu, vous n'en aurez plus besoin.

Se mettre sur la pointe des pieds a aussi un effet bénéfique sur la cellulite, un peu comme un massage compressant les mollets et remontant jusqu'en haut des cuisses. Cet exercice relance la circulation veineuse. C'est une super habitude pour les femmes enceintes et toutes celles qui ont les jambes lourdes !

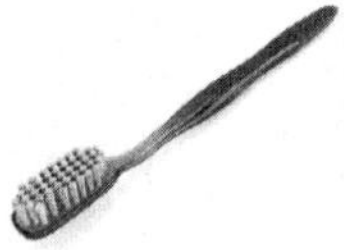

Raffermissez vos triceps en douceur *

Vous adorez rester des heures sous le jet d'eau chaude ? Profitez-en pour activer vos triceps. Vous savez, ces muscles du dessous des bras qui pendouillent parfois un peu.

Debout dans votre douche, les pieds écartés de la largeur du bassin, à peu près à 20 cm du mur en face de vous, posez vos mains à plat sur le mur, juste devant vos épaules.

Tendez les bras puis basculez votre poids du corps vers l'avant en fléchissant les coudes. Attention, les coudes ne sont pas écartés vers l'extérieur mais, au contraire, ils touchent votre poitrine et vos côtes quand vous vous rapprochez du mur. Ensuite, poussez avec vos mains contre le mur, tendez vos bras et retrouvez-vous en position initiale.

Faites 30 fois le mouvement. Vous sentirez travailler l'avant des épaules, l'arrière des bras, et même un peu les abdominaux !

Faites des cercles de genoux ★★

Vous êtes dans le bac à douche et ne savez pas quoi faire pendant que vos cheveux s'imprègnent d'un masque capillaire ? Voilà de quoi vous occuper : faites des cercles de genoux !

Prenez appui sur la jambe droite, la main droite appuyée sur le mur à côté de vous. Montez le genou gauche à hauteur de la hanche, pas plus haut, et faites 10 cercles de genoux vers la droite, 10 cercles vers la gauche. Toute la cuisse tourne devant la hanche, le pied frôle le sol lorsque vous êtes en bas du cercle. Gardez le dos bien droit, les épaules basses, le bassin immobile.

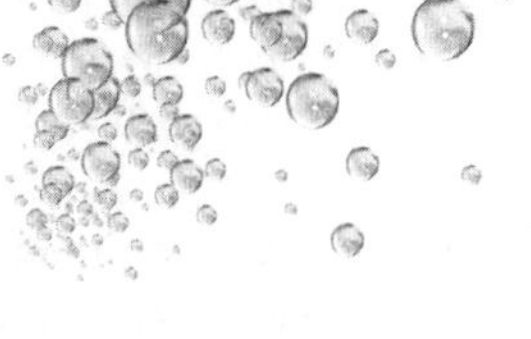

Vous sentez travailler les abdominaux, l'avant et l'intérieur de la cuisse, le côté du fessier… Faites la même chose de l'autre côté. Pensez quand même à rincer vos cheveux !

Faites des abdos dans votre bain ★★

Le bain est un vrai moment de détente, mais pas que ! À la fin, juste histoire de vous redynamiser avant de sortir de l'eau, prenez 2 minutes pour vos abdos.

Allongez-vous en gardant le buste hors de l'eau, adossé à la baignoire. Posez vos pieds près des fessiers et vos mains sur le haut des cuisses, bras tendus. Inspirez à fond en gonflant le ventre. Serrez le périnée comme si vous reteniez une envie de faire pipi et, en expirant tout l'air, poussez vos mains très fort contre vos jambes et résistez. Videz vraiment bien vos poumons puis respirez normalement. Faites cet exercice 4 fois.

Vous devez sentir comme des tremblements dans le ventre. C'est le transverse, le muscle profond

→

de la sangle abdominale, qui se contracte. C'est un mouvement très puissant, qui vous forge un ventre plat en quelques semaines.

Pour aller plus loin, faites le même exercice avec les pieds relevés, genoux pliés à 90° au-dessus des hanches.

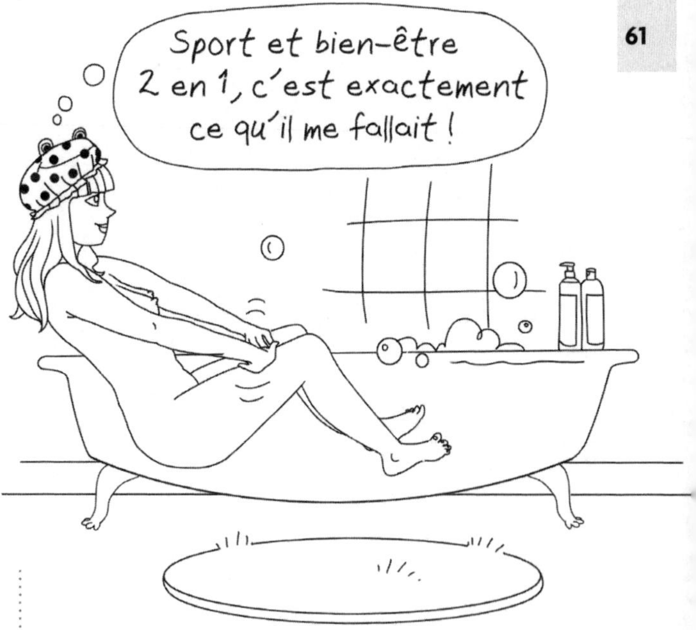
Sport et bien-être 2 en 1, c'est exactement ce qu'il me fallait !

Les abdos dans le bain.

CHAPITRE 3

Pendant vos trajets quotidiens

Tonifiez-vous dans le bus ★★★

Celui-là, je l'adore ! Il est à la fois ludique et motivant mais surtout, il met votre fierté en jeu : vous ne voudriez pas tomber dans les bras de votre voisin de métro ou de bus tous les matins, n'est-ce pas ?

Dans les transports en commun, essayez de tenir debout sans vous accrocher à quoi que ce soit. Pour y arriver, voici la technique : posez vos pieds bien à plat sur le sol, de la largeur du bassin ou un peu plus large s'il y a assez de place (et

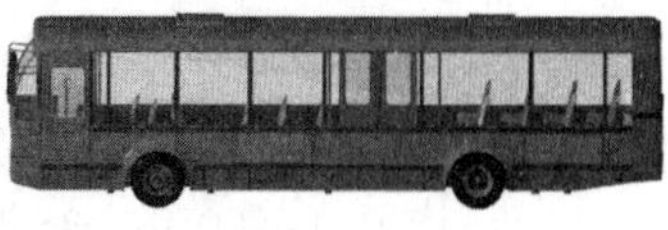

tant que ça reste assez discret !). Repoussez fort le sol avec vos pieds. Vos jambes sont fortes, comme si vous vouliez faire descendre le plancher. Essayez de mettre le maximum de surface de votre pied en contact avec le sol (prenez toute la place possible dans vos chaussures).

Rentrez le nombril comme si vous vouliez qu'il touche votre colonne vertébrale (cela s'appelle « engager les abdominaux »). Sans vous arrêter de respirer, lâchez votre support. Vos pieds et vos abdominaux épousent le mouvement du bus ou du métro.

À raison de 3 ou 4 stations par jour, vous verrez vos muscles se tonifier au bout de 2 semaines.

Montez les escaliers à pied **

C'est l'un des mouvements les plus complets et les plus efficaces pour muscler l'avant et l'arrière des cuisses mais aussi les fessiers et les mollets. Alors pourquoi s'en priver quand on passe tous au moins une fois par jour devant des escaliers ? Bon d'accord, pas les 20 étages pour monter au bureau, sous peine d'être en nage arrivé à l'accueil. Mais les 3 étages de votre immeuble ? Évitez les escalators du centre commercial ou du métro et empruntez plutôt les escaliers !

Pour en profiter au maximum : montez les marches avec le pied posé complètement à plat sur la marche, le talon bien en contact. Poussez sur le talon pour atteindre la marche supérieure, ainsi vous musclez vos mollets, vos cuisses, et vos fessiers. Si vous montez sur la pointe des pieds, vous n'êtes que sur l'avant de la cuisse et vous risquez de vous faire mal à la cheville ou aux genoux.

Quid des chaussures « instables » ?

Elles font un carton partout dans le monde et se vendent par centaines de milliers. Leur principe ? Elles demandent à vos muscles profonds de se contracter davantage pendant la marche car la position du pied n'est jamais la même. Pas mal, non ? C'est très bien aussi pour muscler les abdominaux profonds.

En revanche, je ne conseille pas de les porter pour faire une activité physique, même un jogging ou un cours de gym. Quand il y a des déplacements trop rapides ou quand les positions des pieds sont importantes, vous risquez de vous faire mal aux chevilles en portant ce genre de chaussures.

Pivotez votre buste à chaque feu rouge ★

Voici un bon réflexe à adopter en voiture. À un feu rouge, au lieu de pester contre le temps perdu, mettez-vous au point mort et enclenchez le frein à main puis posez vos pieds côte à côte. Redressez votre buste de façon à ce que vos épaules soient à l'aplomb de votre bassin puis, sans bouger les hanches ni les jambes, emmenez vos deux épaules face à la fenêtre droite en expirant.

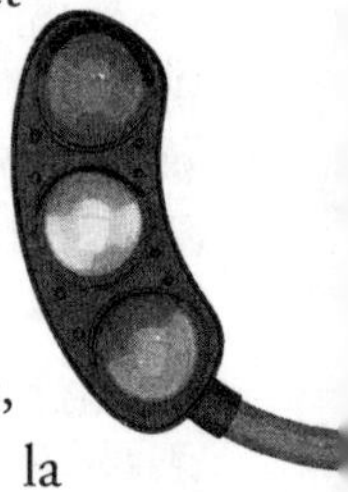

Inspirez et ramenez vos épaules face à la route puis, en expirant à nouveau, emmenez vos deux épaules face à la fenêtre gauche. Important : la tête aussi suit le mouvement, c'est donc tout le haut du corps qui effectue des rotations autour de la colonne vertébrale.

Vous allez assez vite sentir les muscles autour de la taille travailler. Ce sont les obliques, ces muscles superficiels de la sangle abdominale, qui vous garantissent une posture solide.

Au rythme de 4 feux rouges par jour, vous verrez votre taille se dessiner en 3 semaines !

Au volant, faites des mini-tractions **

Vous êtes dans votre voiture ? Lorsque vous arrivez un peu en avance à un rendez-vous, ou lorsque vous êtes stationnée sur votre place de parking, juste avant de descendre, essayez cet exercice pendant 1 à 2 minutes. Ou par exemple en attendant que votre chanson favorite se termine !

Le frein à main enclenché, enlevez votre ceinture et saisissez le volant avec vos deux mains, de part et d'autre. Tirez avec vos bras pour ramener votre buste à 5 cm du volant. Pour bien profiter de ce mouvement, serrez vos omoplates derrière le dos et gardez vos épaules basses pendant que vous vous tirez vers le volant.

Lâchez tout et ramenez doucement votre buste vers le dossier en gardant le nombril proche de la colonne vertébrale. En contrôlant cette descente, vous travaillez vos abdominaux. Recommencez autant de fois que vous le souhaitez !

Marchez en talons *

Les talons aiguilles affinent les jambes, et ce n'est pas seulement une illusion d'optique. Pratiquée 2 à 3 fois par semaine, la marche ou la danse sur

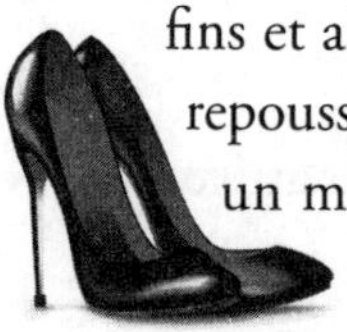

talons galbe les jambes et construit des muscles fins et allongés. Pour que ce soit efficace, il faut repousser le sol très fort avec les pieds et étaler un maximum ses orteils au sol. Du coup, les muscles posturaux entrent en action : les mollets, l'arrière des cuisses, les fessiers et les abdominaux se mettent au travail.

Voilà un bon prétexte pour danser tous les samedis en club, perchée sur des stilettos ! À condition de ne pas opter pour du rock acrobatique car vous risqueriez de vous faire mal aux chevilles. On ne court pas non plus derrière un bus avec des talons de 9 cm… En talons, on effectue des plus petits pas, plus maîtrisés. Bref, on fait du sensuel, quoi !

En talons avec talent !

Il faut apprendre à bien marcher avec des talons, sinon on peut se faire mal notamment au dos, à cause d'une mauvaise posture. Pour apprendre à marcher en talons, le mieux est de s'inscrire à un cours de danse sur talons. À Paris notamment, les cours de Love Dance sont très bien, mais les leçons de salsa, de tango ou de rock sur talons peuvent aussi être d'une grande aide ! J'ai moi-même réalisé une vidéo intitulée « Opération Robe de Soirée », visible sur YouTube, qui peut vous aider à bien marcher en talons.

CHAPITRE 4

Au bureau

Respirez profondément pour renforcer vos abdos *

Ce geste est tout bête, mais tellement efficace. Assise, debout, au bureau, devant la télé… vous pouvez le faire n'importe quand, à commencer par maintenant, à l'instant même où vous lisez ces pages.

Inspirez profondément en gonflant votre ventre. Allez-y franchement, prenez tout l'air possible dans vos poumons ! Vous voyez votre nombril s'éloigner de votre colonne vertébrale.

Puis soufflez, videz tout votre air en rapprochant très fort le nombril de la colonne vertébrale cette fois-ci. La taille s'affine. Allez-y encore un peu plus fort, votre ventre est comme une éponge que l'on essorerait au maximum. Puis respirez normalement.

Cette respiration ventrale profonde engage le muscle profond de la sangle abdominale, le transverse. C'est ce muscle-là qui resserre la taille et maintient votre dos en forme donc n'hésitez pas à le travailler le plus souvent possible.

Restez debout *

Au téléphone, en présentation avec vos collègues, en buvant un café à 10 heures… Rien que le fait de rester debout vous demande de dépenser de l'énergie.

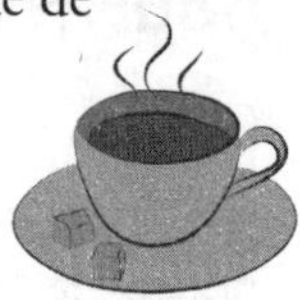

D'ailleurs, en passant 2 heures debout, un individu dépense 50 kcal en plus dans sa journée. D'accord, ce n'est pas énorme. Mais si cela devient une habitude quotidienne, ça fait 250 kcal par semaine sur 5 jours ouvrés, soit 1 000 kcal faciles par mois ! C'est l'équivalent de 2 fois 45 minutes de jogging. Comme ça, simplement en restant debout. Je ne suis pas fan du décomptage de calories mais là, l'arithmétique est irréfutable !

Et ces deux heures peuvent être découpées dans la journée ! Dans les transports : choisissez de ne pas vous asseoir. Au téléphone : je fais les 100 pas si je n'ai pas besoin de prendre de note. Je passe voir mon collègue dans son bureau plutôt que de l'appeler ou de lui envoyer un e-mail…

Il y a des dizaines de situations qui favorisent la station debout. Alors allez-y !

Au travail, travaillez… vos abdos **

Ce mouvement-là, je l'adore parce qu'on peut le faire très discrètement au bureau puis le montrer à tout le monde lors d'un repas de famille ou entre amis. Succès garanti.

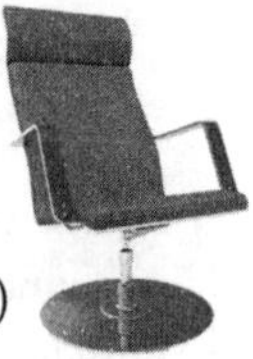

Il s'agit simplement de s'asseoir fermement sur sa chaise. Les ischions (petits os « pointus » sous les fesses) sont bien en contact avec l'assise. Les pieds sont à plat sur le sol, les avant-bras et les coudes posés sur la table devant vous, les épaules basses. Contractez aussi le périnée (comme si vous vouliez retenir une envie de faire pipi).

Inspirez à fond en gonflant le ventre puis, en soufflant, appuyez de toutes vos forces vos coudes et vos avant-bras sur la table, comme si vous vouliez la faire plier sous votre poids. Le dos reste bien droit, le périnée serré. À la fin de l'expiration, respirez normalement et relâchez les bras. Recommencez autant de fois que vous voulez !

Vous ressentez comme un tremblement, une contraction intense tout autour de la taille et surtout vers le nombril ? C'est bien ! C'est le transverse, le muscle profond de la sangle abdominale, qui se contracte. C'est lui qui est responsable de la « taille fine ». Il est très puissant et sert aussi à maintenir le dos droit et solide. On peut le travailler sans limite, alors allez-y.

2 ou 3 fois par jour, c'est rapide et efficace.

Assise, soignez votre posture ★

Assise sur votre chaise au bureau ou à la maison, vous pouvez en profiter pour renforcer les muscles posturaux qui assurent le maintien de votre colonne vertébrale. Placez vos pieds bien à plat sur le sol, les ischions (petits os « pointus » sous les fesses) sont en contact avec la chaise. Faites l'effort de repousser l'assise de la chaise avec ces petits os. Comme si vous vouliez mettre plus de poids. En même temps, grandissez votre

→

dos, comme si quelqu'un tirait votre tête tenue par un fil comme un pantin.

Vous sentez votre colonne vertébrale s'allonger ? Votre ventre qui se rentre ? Vous êtes en train de vous forger un tronc fort et solide. C'est excellent pour lutter contre les maux de dos, mais en plus, cela vous donne une belle posture. Vous êtes bien assise, digne.

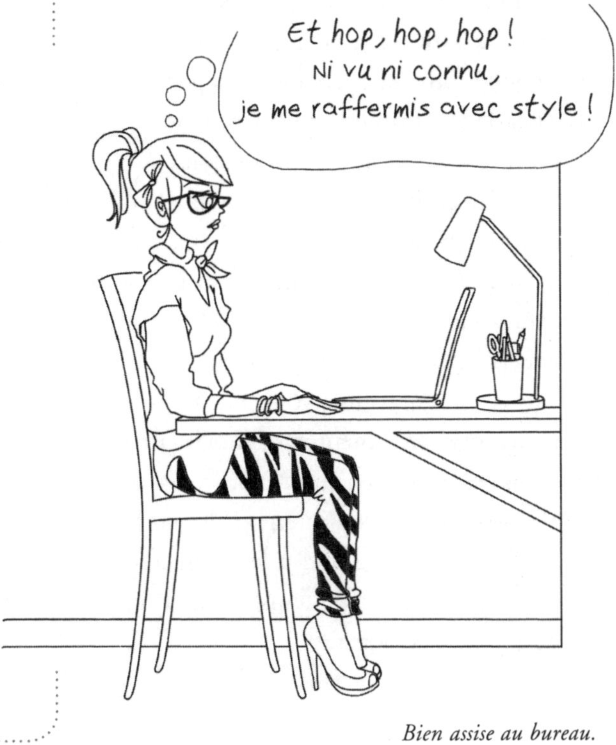
Et hop, hop, hop !
Ni vu ni connu,
je me raffermis avec style !

Bien assise au bureau.

Utilisez une balle « anticellulite » ★

Sous le bureau, ni vu ni connu, faites tenir une petite balle en mousse entre vos deux genoux. Vos pieds sont bien à plat sur le sol et vous vous tenez assise sur les ischions (petits os « pointus » sous les fesses).

Compressez la balle entre vos deux genoux, soit en tenant une compression maximale 20 secondes puis 20 secondes de repos et ce pendant 3 minutes, soit en tenant 2 minutes de petites compressions. Recommencez autant de fois que vous le pouvez dans la journée dès que vous faites une tâche ne nécessitant pas une grande concentration.

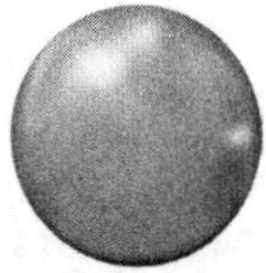

Vous n'avez pas de balle au bureau ? Avant de vous en procurer une, vous pouvez essayez en compressant directement vos genoux l'un contre l'autre. C'est moins confortable mais on sent déjà la contraction de l'intérieur des cuisses !

L'objectif est de muscler les adducteurs, les muscles de l'intérieur des cuisses, là où la cellulite adore venir se loger.

CHAPITRE 5

Le soir à la maison

Soulevez des poids sans vous faire mal ★★★

Oui, il est possible de porter de lourds sacs de courses sans pour autant se démonter une épaule ni se faire un tour de rein. Tout est affaire de position !

Tout d'abord, équilibrez le poids des sacs (même si c'est de l'à-peu-près). Le mieux est d'avoir deux paniers dont l'anse est confortable pour les mains. On démarre les sacs par terre. Inclinez légèrement le buste et saisissez un sac dans chaque main, baissez vos épaules et fléchissez un peu les coudes. Sans bouger la position des bras, poussez sur vos talons pour redresser votre buste. Votre dos est droit, les omoplates glissés vers le sol, les genoux à peine fléchis prêts pour la marche.

Marchez avec vos courses à bout de bras en gardant les épaules basses et les avant-bras à peine remontés. Le dos reste bien droit, les omoplates resserrées derrière le dos, le nombril avalé sous les côtes.

D'un seul coup, le poids des courses paraît bien moindre, vous ne trouvez pas ?

Musclez vos fessiers en rangeant vos courses ★★

Un mouvement génial qui vous construit des fesses bien fermes !

Il vous faut un pack d'eau (6 ou 10 kg) ou de lait (6 kg), que vous tenez avec vos deux mains, les bras tendus, les mains devant les cuisses.

Debout les pieds écartés de la largeur du bassin, les genoux à peine fléchis. Descendez le buste vers l'avant sans plier les jambes. Le pack d'eau touche presque le sol, la colonne vertébrale reste bien droite, le dos bien plat. Poussez vos fesses vers l'arrière et vers le plafond.

En soufflant, sans décoller les talons du sol, remontez le buste jusqu'à vous retrouver debout,

→

dans votre position initiale, toujours avec votre pack d'eau dans les mains.

Vous devez sentir l'arrière des cuisses et l'arrière des fesses qui travaillent.

Faites 15 à 30 répétitions selon votre énergie du jour.

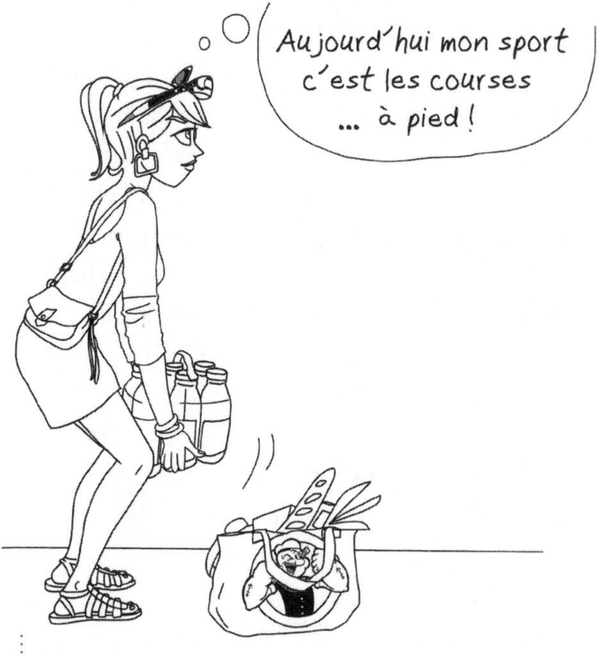

La bonne position pour ranger ses courses tout en se musclant.

Fabriquez-vous des fesses d'enfer en épluchant vos légumes ! ★

On vous l'a dit et répété, les légumes, c'est excellent pour la santé ! En voici une preuve supplémentaire. Debout en train d'éplucher vos carottes, patates et autres courgettes, appuyez votre ventre sur le plan de travail. Décollez le pied droit, plantez bien votre pied gauche dans le sol. Emmenez votre jambe droite vers l'arrière, talon vers le plafond puis effectuez de tout petits mouvements de haut en bas, sans élan, en contrôlant la montée et la descente de la jambe. Ne reposez pas le pied par terre et ne cambrez pas le dos, même si vous montez à peine, c'est déjà bien. Au bout de 15 secondes, vous allez sentir l'arrière de votre fessier travailler. Tenez 30 secondes puis changez de jambe.

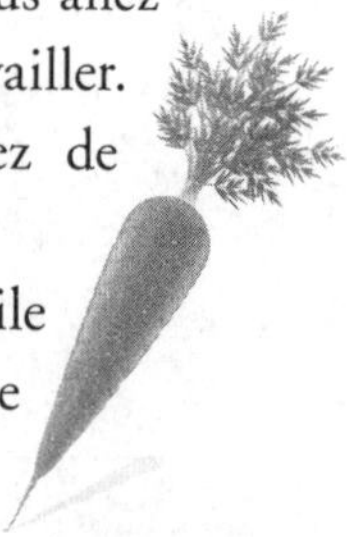

Et voilà comment allier l'utile à… l'utile ! (Eh oui, cet exercice est moyennement agréable mais terriblement efficace.)

Galbez vos jambes dans la cuisine **

Vider le lave-vaisselle, cuisiner, ranger les courses, mettre la table… Voilà plein d'occasions pour muscler vos jambes. Comment ? En décidant que désormais, dans la cuisine, vous serez sur la pointe des pieds. Tout le temps. Il suffit de vous fixer cette règle : dans la cuisine, je me mets sur la pointe des pieds.

Du coup, vous vous tenez plus droite, vous obligez votre sangle abdominale à se contracter pour maintenir l'équilibre, vous musclez vos mollets et vos fessiers.

Vous n'êtes pas une cuisinière dans l'âme ? Choisissez une autre pièce !

Travaillez vos muscles en téléphonant *

Asseyez-vous sur un Swiss Ball. C'est facile, rigolo et personne ne le saura ! Le fait de s'asseoir sur un gros ballon au lieu d'être sur une chaise demande à vos muscles profonds de se contracter en permanence. Ils sont obligés de s'adapter

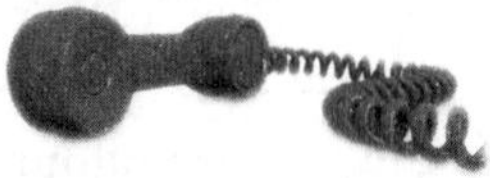

pour maintenir votre équilibre sur ce support instable. Au début, ça fait bizarre, c'est vrai, on a du mal à se concentrer donc faites-le lors d'une conversation avec une copine plutôt que lors d'un débriefing avec votre boss !

Progressivement, vous vous équilibrerez sans même vous en rendre compte et pourrez le faire pour n'importe quel type d'appel !

Le secret, c'est de se tenir bien droite et de repousser le sol avec ses pieds bien à plat. On baisse les épaules et on respire profondément. Amusez-vous : levez une jambe, puis l'autre, faites des cercles de bassin dans un sens puis l'autre…

On peut aussi combiner l'assise sur un Swiss Ball et la respiration profonde (voir p. 89). Effet décuplé !

Faites les 100 pas avec un élastique autour des jambes **

Vous passez un coup de fil à une copine et vous savez qu'il va durer au moins 15 minutes ? Super occasion de vous muscler les cuisses et le côté des fessiers. Placez un élastique de renforcement musculaire autour de vos jambes, sur les mollets. Surtout pas sur les genoux, ni sur les chevilles, sous peine de faire du mal à vos articulations.

Ouvrez les jambes de façon à mettre l'élastique sous tension puis marchez en gardant toujours l'élastique bien tendu. Allez-y, de long en large en travers : faites les 100 pas. D'accord, ça n'est pas des plus élégants, mais personne ne vous voit, donc profitez-en. 10 à 15 minutes par jour et votre culotte de cheval vous remerciera !

Faites des cercles de buste *

Assise bien droit sur une chaise ou sur votre canapé, les pieds posés à plat sur le sol et le périnée légèrement contracté (comme si vous reteniez une petite envie de faire pipi).

Sans bouger les pieds, ni les genoux, ni les hanches, poussez votre buste vers l'avant. Emmenez-le ensuite sur la gauche puis vers l'arrière puis vers la droite et recommencez. Faites 10 cercles de buste vers la gauche puis 10 autres vers la droite tout en respirant normalement.

Le but est de garder la même force de contact des pieds dans le sol et des fesses sur l'assise. Ne décollez pas les fesses de l'assise sinon c'est de la triche et vous ne travaillez presque plus les abdominaux !

C'est un très bon exercice pour faciliter le transit intestinal.

Faites des torsions de buste ★★

Dans le même esprit mais plus dur pour les obliques, voici un exercice que l'on peut faire par exemple en regardant la télé. Il s'agit encore une fois d'être assise bien droite, les pieds à plat sur le sol, les ischions (petits os « pointus » sous les fesses) en contact avec l'assise et le dos droit.

Sans bouger les pieds ni les genoux ni les hanches, emmenez tout votre buste sur la gauche. Les deux épaules se retrouvent ainsi face au mur de gauche, les côtes aussi. Le nombril est pressé vers la colonne vertébrale, comme si la taille s'essorait comme une éponge. Soufflez à fond pour augmenter l'intensité. Attention, vos fesses doivent rester bien en contact avec l'assise, sinon ça n'aura aucun effet. Vous devez sentir une contraction dans toute la taille et particulièrement sur le côté gauche : ce sont les muscles transverses et obliques qui sont en action.

Recommencez à droite, puis à gauche, puis à droite autant de fois que vous le souhaitez, mais toujours très lentement et en utilisant la respiration profonde (voir p. 89).

Au rythme de 3 fois 5 minutes par semaine, votre taille se sera affinée en moins d'1 mois, c'est promis !

CHAPITRE 6

Avec vos enfants

Tonifiez vos bras en jouant avec Bébé **

Allongez-vous sur le dos, par terre ou sur votre lit. Prenez votre bébé dans vos mains, sous ses aisselles, et soulevez-le vers le plafond. Les bras sont tendus, les mains à l'aplomb de la poitrine. Inspirez et descendez Bébé sur votre poitrine, les coudes se plient, et les bras descendent le long du buste. Puis remontez Bébé en haut en soufflant – et en rigolant.

Au bout de 3-4 mouvements, vous sentirez l'arrière des bras travailler. Ce sont les triceps, ces fameux muscles qui provoquent un effet de « bras qui tombent » lorsqu'ils s'affaissent.

Lorsque votre bébé fait 5-6 kg, faites 20 à 30 répétitions. Il va adorer ! Quand bébé fait 10-12 kg : faites autant de répétitions possibles (15 c'est déjà bien !).

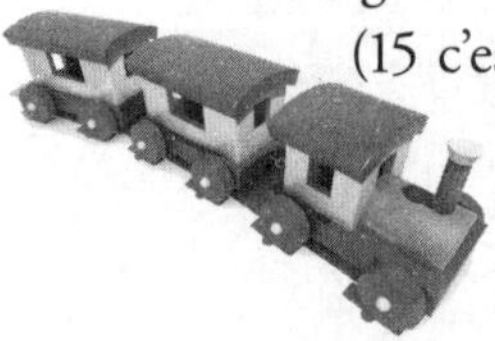

L'important c'est de jouer bien sûr, mais surtout de garder les coudes très proches du buste car s'ils s'ouvrent à l'extérieur, vous risquez à la longue de vous faire mal aux poignets.

Un exercice à pratiquer lorsque vous êtes sûre que votre bébé a fini de digérer !

Par terre, optez pour le squat ★★

Avec un bébé, on passe pas mal de temps assis par terre : pour jouer au camion, lire une histoire, farfouiller dans la caisse à jouets... Et si vous passiez ce temps-là en position de squat ? C'est le mouvement de renforcement musculaire préféré des profs de fitness ! Pourquoi ? Parce qu'il met 70 % des muscles du corps en jeu : un mouvement « total body » !

Tenez-vous debout les pieds écartés de la largeur du bassin ou un peu plus large. Gardez le buste droit et pliez les genoux jusqu'à ce que les cuisses soient parallèles au sol. Les fesses sont poussées vers l'arrière, comme si vous étiez assise sur

→

une chaise imaginaire. Les genoux ne dépassent pas l'avant du pied. Le poids du corps est donc dans les talons. Attention, ça brûle vite. Tenez 20 secondes, accroupissez-vous complètement puis remontez en squat.

Faites cet exercice autant que vous le voulez/pouvez, votre bébé adorera aussi le spectacle !

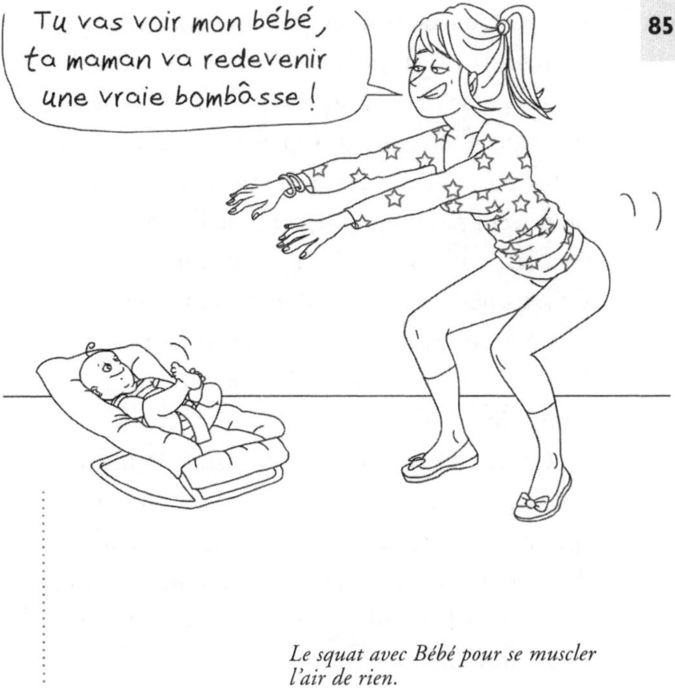
Tu vas voir mon bébé, ta maman va redevenir une vraie bombâsse !

Le squat avec Bébé pour se muscler l'air de rien.

Musclez vos fesses en portant Bébé ★★★

J'ai découvert cela en faisant de la randonnée avec mon garçon de 11 kg l'été dernier. Marcher en portant son enfant dans un sac à dos adapté muscle très efficacement les fessiers et les cuisses. D'accord, il faut à la base avoir une colonne vertébrale en bonne forme mais si vous ne souffrez pas de hernie ni de scoliose, allez-y !

Bannissez la poussette qui vous oblige à adopter une mauvaise position de marche, le buste penché en avant. Optez plutôt pour le sac à dos porte-bébé, très bien conçu car, avec lui, on ne sent pas du tout le poids de l'enfant sur les épaules. Tout est réparti au milieu du dos et sur les hanches. Les petits adorent puisqu'ils sont à hauteur des parents et c'est l'idéal pour vous, à la fois en randonnée et dans les transports en commun.

On en trouve dans les magasins de matériel de randonnée, mais aussi dans les boutiques spécialisées en accessoires pour bébé. Le budget ? Autour de 70 euros neuf. Mais faites un tour dans les vide-greniers ou sur les sites Internet de petites annonces, il y en a de presque neufs à très bon prix.

Comment le porte-bébé vous muscle-t-il ? C'est simple : à chaque pas, vous demandez à votre grand fessier (le muscle du derrière, principal responsable de la marche... et du rebondi du fessier !) de se contracter d'avantage. Les cuisses et les abdominaux sont aussi plus sollicités. Au bout de 10 minutes de marche, vous sentirez déjà les muscles travailler et, au bout de 2 semaines d'utilisation régulière, vous verrez clairement le résultat ! Les fesses sont plus rebondies, les cuisses galbées et votre position de marche est bien stable. Puisque vous n'êtes ni en avant, ni en arrière, votre dos se place automatiquement droit avec ce genre de sac.

Petit détail important : cette astuce demande aux mamans de porter de bonnes chaussures. Pas de talons aiguilles avec un bébé de 2 ans sur le dos, cela va de soi !

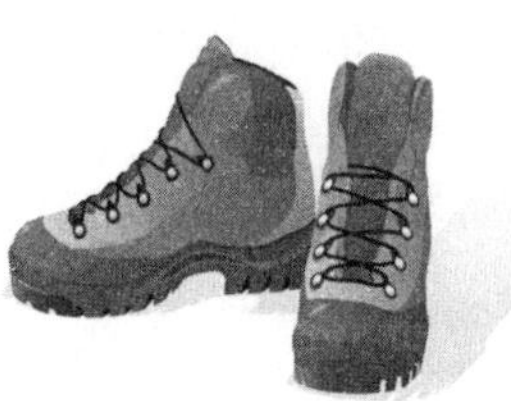

CHAPITRE 7

En vous couchant

Pratiquez la respiration profonde **

Utilisée en sophrologie, la respiration profonde engage le transverse – le muscle profond des abdominaux. En contrôlant votre souffle et en l'allongeant le plus possible, vous enclenchez le processus de l'endormissement. Suivez le guide !

Allongez-vous confortablement sur le dos. Posez vos mains sur le ventre, les doigts à peine entrecroisés sur le nombril. Inspirez profondément en gonflant votre ventre, le nombril se soulève. Prenez le plus d'air possible. Sentez que vos mains s'écartent. Puis soufflez par le nez ou la bouche le plus longtemps possible, en vidant tout l'air de vos poumons. Allez-y franchement en compressant le nombril vers le dos. Sentez vos mains qui se rejoignent.

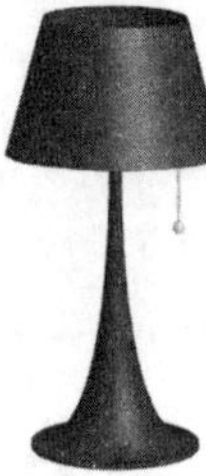

Effectuez 3 respirations profondes comme celle-ci puis éteignez la lumière. Vous dormirez comme un bébé !

Musclez votre dos et vos fesses avec le demi-pont ★★

En plus de muscler et d'assouplir, cet exercice a le don d'apaiser l'organisme avant de s'endormir.

Allongez-vous sur le dos, posez les pieds sur le matelas, proches des fessiers. Les bras sont le long du corps et les paumes vers le plafond. Inspirez.

En soufflant, poussez doucement sur les talons et enroulez votre colonne vertébrale de manière à élever d'abord le coccyx puis les lombaires puis le dos et les côtes en direction du plafond. Une fois en haut, respirez normalement et essayez de tenir 10 secondes. En soufflant, redescendez votre dos, vertèbre après vertèbre, sur le matelas. D'abord les côtes puis le dos, les lombaires et enfin le

→

bassin. Vous devez sentir la contraction dans les fessiers et l'étirement de la colonne vertébrale.

Pour une bonne efficacité, répétez ce mouvement 5 fois.

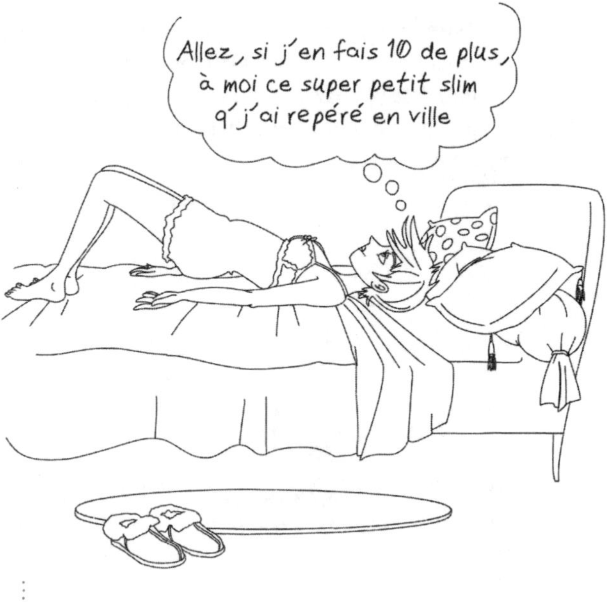
Allez, si j'en fais 10 de plus, à moi ce super petit slim q'j'ai repéré en ville

Le demi-pont avant de dormir.

La sophrologie, amie secrète des abdos !

Une amie sophrologue me posait cette question un jour : « Je ne fais jamais de sport, pourtant j'ai des abdos en béton et bien marqués ! Tu crois que c'est grâce à la sophrologie ? »

Mais bien sûr ! Avec plus de 12 séances par semaine, elle travaille en permanence la respiration profonde avec ses patients. Si bien qu'elle engage chaque fois le muscle profond de la sangle abdominale, le transverse : muscle expirateur. Résultat, ses abdos sont très dessinés et sa taille est bien fine !

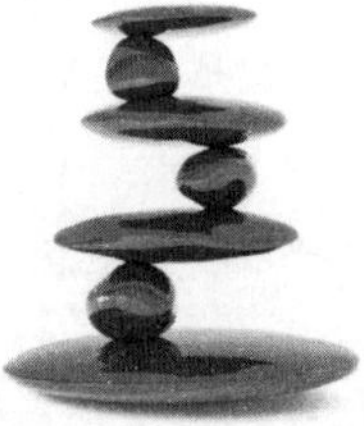

PARTIE 3

Votre programme perso tout en douceur

À chaque problème ses solutions

Votre ventre persiste à rester rebondi malgré vos régimes ? Pour vous, mettre une jupe au-dessus du genou, c'est mission impossible ? Ou peut-être est-ce vos bras que vous ne pouvez pas supporter de montrer ?

La bonne nouvelle, c'est qu'à n'importe quel âge, pour n'importe quel complexe physique, on peut améliorer les choses sans passer par la chirurgie esthétique. Et même si vous n'êtes pas un(e) grand(e) sportif(ve), il y a plein d'astuces à combiner pour améliorer votre silhouette.

Pour chaque problématique, je vous propose un programme complet sur une journée. Vous avez bien une journée dans la semaine à consacrer à votre silhouette ? (Sans changer votre emploi du temps, bien sûr, ne vous ai-je pas promis de vous aider sans dégager du temps supplémentaire ?) Une seule journée par semaine donc, mais une journée pendant laquelle vous promettez de faire le programme complet et d'appliquer toutes les astuces à la fois. Ce peut être un lundi, jour des bonnes résolutions, ou un dimanche, jour où vous êtes moins stressé. Peu importe. Le principal, c'est de se fixer le même jour chaque semaine pendant au moins 2 mois pour voir la différence.

Pour chaque zone du corps, je vous propose :

- des conseils alimentaires simples ;
- les exercices à caser dans votre journée spéciale ;
- les sports ou mouvements les plus efficaces si vous voulez aller plus loin ;
- les activités à choisir dans les clubs de gym (consultez également le glossaire p. 175-192 pour plus d'infos sur les sports que je recommande) ;
- des petits trucs malins : parce que comme ça, au débotté, il y a toujours une petite astuce pour améliorer sa silhouette.

Une journée, c'est un minimum. Si vous vous sentez la motivation pour attaquer encore plus fort, fixez vous 2 ou 3 journées « types ». Vous pouvez aussi combiner des journées types dans la semaine : une journée « ventre » le mardi et une journée « jambes » le vendredi par exemple.

Et les autres jours de la semaine ? Appliquez, quand vous le pouvez, 1 ou 2 astuces. Celles que vous avez préférées ou celles qui vous semblent les moins contraignantes ou les plus efficaces. Et bien sûr, gardez une alimentation la plus équilibrée possible.

Vous verrez, c'est tellement simple qu'on se prend facilement au jeu. Bientôt, vous ne vous en rendrez plus compte et la journée « type » deviendra votre journée normale !

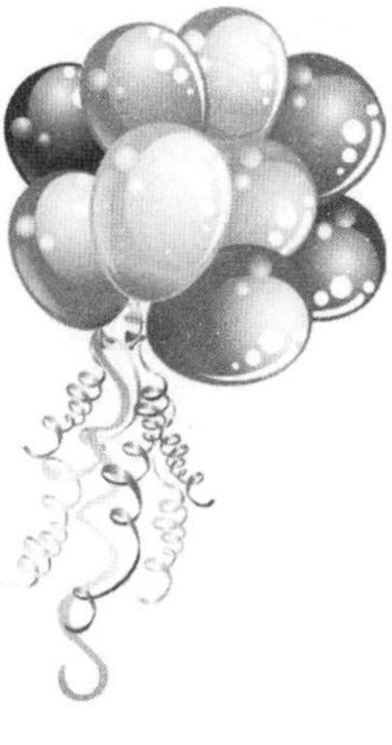

CHAPITRE I

Objectif jambes fines

Douche froide sur les gambettes

C'est tout simple et très efficace car le froid demande aux vaisseaux sanguins de se contracter. Du coup, le sang circule mieux et les cellules subissent un véritable drainage express. C'est le coup de fouet anticellulite idéal. En général, les premières fois, c'est un peu difficile alors allez-y progressivement. Douche chaude, puis on tiédit un peu sur les jambes et froid sur les pieds et les mollets. Au bout de 3 jours, vous pourrez remonter le froid jusqu'en haut des cuisses et des fessiers ! Pour un effet encore plus drainant, maintenez le jet froid 2 à 3 minutes sur les jambes.

Buvez les bonnes tisanes

Si, ça marche, vraiment ! Sauf qu'il faut en boire 3 à 4 tasses par jour et sur le long terme. Pas toujours simple au quotidien… Mais une journée par semaine, c'est faisable. Bien sûr, si vous pouvez boire des tisanes tous les jours, ce sera encore mieux.

D'expérience, après avoir testé des dizaines de tisanes différentes, voici les ingrédients qui ont un effet drainant : la queue de cerise, la vigne rouge, le bouleau, le pissenlit, la reine-des-prés. Je ne parle pas de tisane au goût cerise mais d'infusions aux plantes, ayant au moins dans leur liste d'ingrédients principaux l'un des quatre ci-dessus.

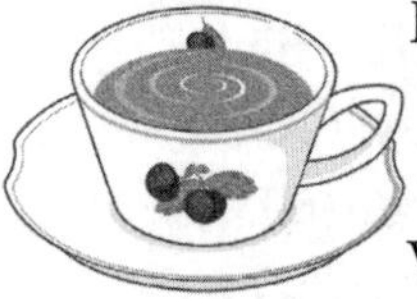

En pratique : faites infuser pendant 15 minutes une grande théière de tisane le matin, avec 2 ou 3 sachets. Versez ensuite son contenu dans une bouteille d'eau et buvez-en tout au long de la journée. Vos collègues vous regarderont peut-être d'un œil curieux lorsque vous boirez ce liquide à la couleur étrange mais franchement, c'est bon et pour le coup, c'est très facile à mettre en place. Je suis une fan absolue des tisanes. Détox, drainage, élimination d'excès d'eau… j'en bois tout le temps.

De temps en temps, je m'autorise même à y tremper une petite madeleine ! Pas très cohérent, je sais, mais j'adore ça et il faut aussi savoir profiter de la vie !

9 mouvements à caser dans la journée

1. Faites le pont * (p. 54).
2. Montez sur la pointe des pieds * (p. 57).
3. Faites des cercles de genoux ** (p. 59).
4. Montez les escaliers à pied ** (p. 64).
5. Faites les 100 pas avec un élastique autour des jambes ** (p. 80).
6. Utilisez une balle « anticellulite » * (p. 74).
7. Par terre, optez pour le squat ** (p. 84).
8. Galbez vos jambes dans la cuisine ** (p. 79).
9. Marchez en talons * (p. 67).

Pour aller plus loin

Marchez

C'est tout simple, mais on n'a encore rien inventé de mieux pour se muscler les jambes. Marcher d'un bon pas au moins 30 minutes par jour, c'est un excellent moyen de lutter contre la cellulite et les jambes lourdes.

La marche entraîne aussi votre cœur et vos poumons, c'est une très bonne assurance-vie. Et quitte à marcher, essayez les chaussures aux semelles instables (voir encadré p. 65).

Courez

J'imagine déjà votre grimace ! Si, si, on peut se mettre ou se remettre à courir à n'importe quel âge, dans n'importe quel état de forme. Il suffit juste d'y aller doucement.

Par exemple, partez pour 20 minutes. Marchez 3 minutes, trottinez 2 minutes, puis remarchez 3 minutes, etc.

Au rythme de 2 fois par semaine, vous verrez qu'en 1 mois, vous pourrez courir plus et même continuer plus longtemps. Eh bien allez-y !

Dès que vous vous sentez à bout de souffle ou que vous sentez vos muscles trembler, marchez. Il n'y a aucune honte à marcher un peu pendant son jogging ! De toutes façons, vous ne prétendez pas vouloir gagner un marathon. Donc allez-y à votre rythme, alternez marche et course à pied sans porter aucun jugement sur vous-même.

Au bout de quelques semaines, vous verrez la différence, peut-être pas sur la balance mais en tout cas dans le miroir.

La course à pied est un super sport pour mieux répartir les masses. Le résultat : mollets plus fins, cuisses et fessiers toniques, ventre plus plat et gainé.

Palpez-roulez

Testé et approuvé par d'innombrables femmes, le palper-rouler, technique de massage qui permet d'activer la circulation et de désengorger les tissus, est la méthode anticellulite la plus efficace. Qu'il soit manuel ou mécanique, peu importe, le palper-rouler, ça marche. Le mieux, c'est de faire appel à un spécialiste : un kinésithérapeute ou une esthéticienne bien formée. La cure se déroule sur 5 semaines, à raison de 2 massages par semaine. En moyenne il faut 5 à 10 séances pour voir des résultats. Puis, 1 séance d'entretien toutes les 2 semaines. Au début ça peut faire mal, selon le type de cellulite. Mais on ressent dès la fin de la séance les bienfaits « jambes légères ». En cure 1 ou 2 fois par an, c'est un excellent complément au sport pour se débarrasser de ses capitons. Mais… car

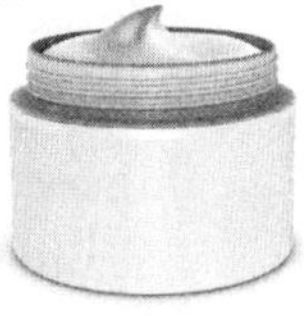

il y a un mais, et de taille : ça coûte cher ! De 300 à 1 000 euros pour 7 à 10 séances selon les instituts et les régions.

Vous pouvez essayer de le faire chez vous. Avec une crème raffermissante ou anticellulite (dont l'ingrédient principal est la caféine), voici comme il faut s'y prendre :

Étalez une noisette de crème sur la zone à traiter : intérieur des cuisses, extérieur des cuisses, pourtour des genoux… Saisissez avec vos deux mains la peau et les capitons. Pincez assez fort. Faites rouler la peau et la graisse dans vos doigts en remontant du bas vers le haut. Le but est d'atteindre l'hypoderme (la couche de peau la plus profonde, qui repose sur les graisses). Au départ, c'est un peu difficile, mais au bout de 3 à 4 fois, on prend facilement le pli (c'est le cas de le dire !). En revanche, pour les zones derrière les cuisses ou derrière les fesses, c'est plus compliqué à réaliser soi-même et… un peu délicat de faire appel à votre chéri !

Si vous le faites vous-même, il faudra vous armer d'un peu de patience. Les marques de crèmes anticellulite préconisent 1 à 2 massages par jour pendant au moins 3 semaines avant de constater une diminution de cet aspect « peau d'orange » que nous adorons toutes !

En salle de sport,
vous pouvez choisir...

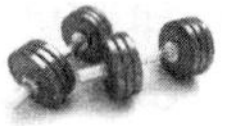

- ✓ Aérobic
- ✓ Body balance
- ✓ Body pump
- ✓ Body sculpt
- ✓ Cuisses-abdos-fessiers
- ✓ Elliptique
- ✓ Wave
- ✓ Yoga
- ✓ Zumba

Les petits trucs malins

Pour faire paraître vos jambes plus fines, voici quelques trucs faciles :

• Lorsque vous restez debout à discuter, croisez une jambe devant l'autre. Cela crée un léger effet d'optique, genre queue de sirène et la ligne paraît affinée. En tout cas sur les photos, ça marche très bien !

• Toujours pour les photos, mettez-vous sur la pointe des pieds ou perchez-vous sur de hauts talons (voir aussi p. 67) car les muscles des mollets, des cuisses et des fessiers sont sollicités lorsque l'on se tient ainsi. Du coup, la silhouette paraît plus tonique.

- Bronzez (modérément, et sans passer par les cabines UV) ou appliquez régulièrement de l'autobronzant : l'aspect « peau d'orange » est camouflé par le bronzage.

La cellulite, parlez-en à votre médecin

Oui, la cellulite concerne la grande majorité des femmes. Mais ce n'est pas une raison pour ne pas en parler. Ce n'est pas une fatalité.

Elle peut être d'origine circulatoire, c'est-à-dire provenir d'une mauvaise circulation sanguine. Un tiers des femmes sont concernées par un mauvais retour veineux. Dans ce cas, des bas de contention et/ou un traitement médicamenteux peuvent être efficaces. N'hésitez pas à en parler à votre médecin et à un spécialiste de l'endermologie ou de la phlébologie.

La cellulite peut être liée à une contraception mal adaptée. Il ne faut pas hésiter à tester différentes contraceptions. Il en existe de très nombreuses, donc si vous avez l'impression que vous avez pris du poids ou de la cellulite à cause de votre contraception, filez chez votre gynécologue et parlez-en avec lui. La modification du système hormonal peut avoir de grandes conséquences sur votre métabolisme, vos sensations de faim, votre stockage de graisses, etc.

CHAPITRE 2

Objectif ventre plat

Les bienfaits du massage matinal

Voici un petit truc tout simple à faire le matin au réveil afin de stimuler le transit.

Un œil à peine ouvert, avant de commencer votre rituel du matin, allongez-vous sur le dos, les jambes tendues, un bras le long du corps. Placez la main de l'autre bras sur votre ventre sous le nombril. Massez votre ventre dans le sens des aiguilles d'une montre (la main remonte vers le buste par la droite), en appuyant assez fort.

Si en bas à gauche, vous sentez un peu comme une corde : c'est probablement votre côlon qui est un peu encombré.

Avec 2-3 minutes de massage comme celui-ci tous les matins, vous verrez votre transit s'améliorer et vos soucis de ballonnements s'alléger.

Votre alimentation du jour

Des fruits et des légumes cuits

C'est votre journée 100 % cuit : ni crudités ni fruits frais mais maintenez bien vos 5 fruits et légumes, il faut juste les manger cuits.

Misez sur les compotes pour les fruits (faites maison de préférence et sans sucre ajouté) et, pour les légumes, pensez gratin, ratatouille, cuisson vapeur, à la poêle… le choix est vaste.

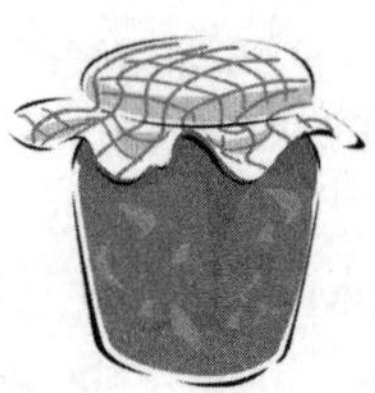

De l'eau, de l'eau, de l'eau !

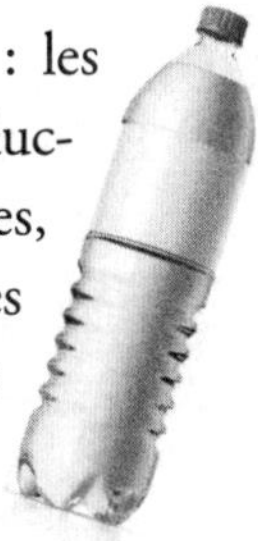

Aujourd'hui, pas d'alcool ni de soda : les boissons alcoolisées favorisent la production de graisses, notamment abdominales, et les sodas pétillants entraînent des ballonnements et empêchent souvent une bonne digestion.

En revanche, buvez un maximum d'eau plate, celle que vous voulez. En bouteille, filtrée ou directe du robinet… ça, c'est vous qui choisissez !

9 mouvements à caser dans la journée

1. Affinez votre bassin ** (p. 52).
2. Pratiquez les abdos intellos *** (p. 53).
3. Faites des abdos dans votre bain ** (p. 60).
4. Travaillez vos muscles en téléphonant* (p. 79).
5. Respirez profondément pour renforcer vos abdos * (p. 69).
6. Au travail, travaillez... vos abdos ** (p. 71).
7. Faites des cercles de buste * (p. 81).
8. Faites des torsions de buste ** (p. 82).
9. Pratiquez la respiration profonde** (p. 89).

En salle de sport, vous pouvez choisir…

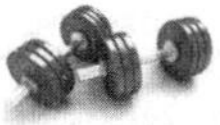

- ✓ Body balance
- ✓ Body vive
- ✓ Cuisses-abdos-fessiers
- ✓ Culture physique/Gym trad
- ✓ CX Works
- ✓ Elliptique
- ✓ GRIT series
- ✓ Pilates
- ✓ Stretching
- ✓ Tai-chi-chuan
- ✓ Yoga
- ✓ Zumba

Faites la planche★

Ceci nécessite un tout petit effort, 2 à 5 minutes dans la journée selon votre courage et votre disponibilité.

Mettez-vous à quatre pattes, pieds nus de préférence, les mains juste en dessous des épaules, les genoux sous les hanches. Prenez fort appui sur les mains et tendez les jambes sans monter les fesses vers le haut ! Les épaules, bassin et chevilles forment une ligne droite.

→

Oui, c'est dur. Oui ça coupe un peu le souffle. Mais allez-y doucement. Et surtout ne vous arrêtez pas de respirer. Pendant l'exercice, serrez votre périnée (comme si vous reteniez une grosse envie de faire pipi). Au départ, vous tiendrez 10 secondes. Puis récupérez à genoux 20 secondes. Et recommencez pendant 2 à 5 minutes.

Dès la deuxième semaine, vous arriverez à tenir 15 secondes, puis 20, puis 30 et, au bout de 2 mois, au rythme d'1 fois par semaine, vous verrez votre sangle abdominale se dessiner, c'est obligé.

L'exercice de la planche, aussi appelé gainage, soumet les muscles des abdominaux à rude épreuve, mais c'est un excellent moyen de se renforcer le centre du corps, de protéger son dos et d'être solide à l'intérieur.

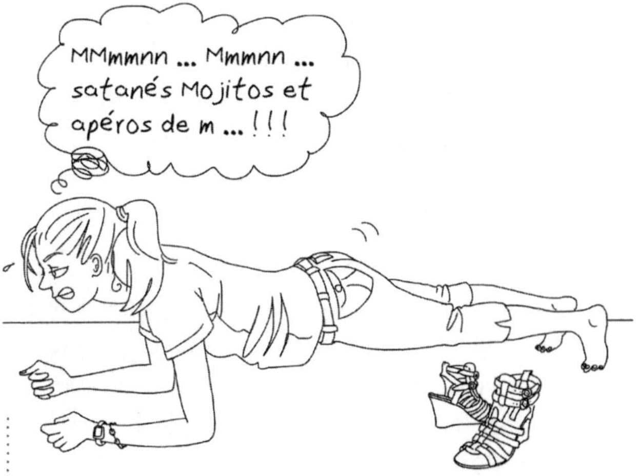

La planche, pour des abdos d'acier.

Les petits trucs malins

Pour une photo ou pour fermer in extremis le bouton de votre pantalon, voici quelques petits trucs qui font très bien illusion.

- Expirez tout l'air par le ventre. C'est la technique de base du Pilates : on expire tout l'air contenu dans les poumons en rentrant le nombril au maximum sous les côtes. On garde cette contraction de la sangle abdominale, puis on respire dans les côtes. C'est très efficace pour rentrer dans sa robe ou son pantalon !
- Riez ! Je ne parle pas du petit ricanement devant une série américaine. Je vous parle de rire à gorge déployée, le rire qui fait mal au ventre. Parce que la vraie crise de rire fait se contracter très fort les muscles des abdominaux. Le jour ventre plat, c'est le jour où vous irez voir un spectacle rigolo, où vous louerez une comédie hilarante, où vous sortirez avec vos amis trublions !
- Jouez les profils. Là, c'est plutôt pour la taille de guêpe sur les photos. Placez-vous de profil par rapport à l'objectif. Maintenez les jambes et les hanches de profil, mais tournez vos épaules et votre visage face caméra. Allez-y à fond, comme si vous vouliez essorer votre taille, le tout en expirant. Et hop ! une taille plus fine en 2 secondes !

CHAPITRE 3

Objectif fesses de déesse

Alimentation light !

Lors de cette journée spéciale fessiers, il va falloir franchement faire attention à ce que vous mangez. Pourquoi ? Parce que les fesses sont l'une des zones privilégiées pour le stockage des graisses. Du coup, ce jour-là, vous ferez l'impasse sur les produits trop salés, trop gras et trop sucrés, ainsi que sur les grignotages.

Cela permet aussi de se rendre compte des mauvaises habitudes que l'on prend dans la journée, sans plus y faire attention. Je ne répète pas ce que j'ai déjà indiqué, je vous renvoie à la journée détox (p. 40), où vous trouverez tous les trucs et astuces côté alimentaire.

9 mouvements à caser dans la journée

1. Faites le pont * (p. 54).
2. Montez sur la pointe des pieds * (p. 57).
3. Montez les escaliers à pied ** (p. 64).
4. Marchez en talons * (p. 67).
5. Musclez vos fessiers en rangeant vos courses ** (p. 76).
6. Par terre, optez pour le squat ** (p. 84).
7. Musclez vos fesses en portant Bébé *** (p. 86).
8. Fabriquez-vous des fesses d'enfer en épluchant vos légumes ! * (p. 78).
9. Musclez votre dos et vos fesses avec le demi-pont ** (p. 90).

Pour aller plus loin

Musclez-vous avec l'exercice des fentes

Pour se dessiner de belles fesses, il faut les muscler. Et comme les fessiers sont parmi les muscles les plus puissants du corps, quand on les sollicite, ça fait mal. Mais c'est efficace car ils se gonflent et se galbent assez vite, donc ça paye ! Et s'il n'y a qu'un seul exercice à connaître, c'est celui des fentes.

Placez-vous debout, les pieds ouverts de la largeur du bassin puis reculez votre jambe gauche assez loin. Les pieds ne sont pas l'un derrière l'autre, mais comme sur deux rails, parallèles. →

Décollez le talon gauche du sol. Placez votre poids du corps au milieu des deux jambes et pliez ces dernières en descendant de façon verticale, comme si le dos glissait le long d'un mur imaginaire. N'avancez surtout pas votre genou droit et veillez à ce que vos jambes soient bien pliées à 90° (en angle droit). Puis remontez en poussant sur le talon droit et en contractant l'arrière du fessier gauche.

Au début, ça brûle assez vite donc faites-en 5 avec la jambe gauche derrière, puis 5 avec la jambe droite derrière. La semaine prochaine vous en ferez 6, puis 7...

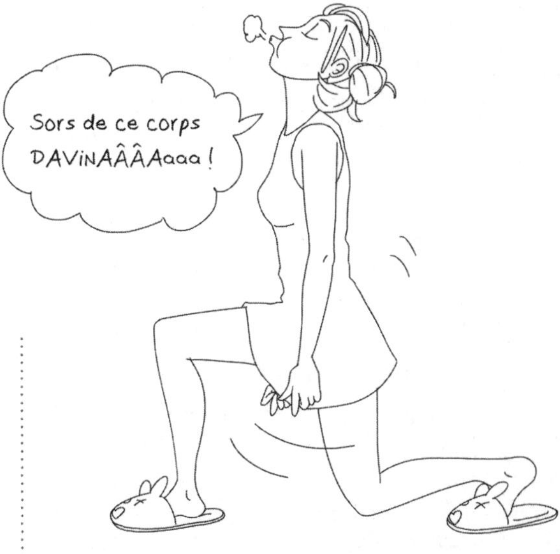

La fente, pour muscler les fesses.

Cercles de jambe allongée sur le côté

Là aussi, ça brûle vite, mais c'est épatant d'efficacité ! Allongez-vous sur le côté droit. Votre main droite porte votre tête, la jambe droite est fléchie, vous devez être en position confortable.

Levez la jambe gauche à 15 centimètres du sol. Rentrez le nombril près des côtes (pour engager la sangle abdominale) et faites 15 cercles de jambe dans le sens des aiguilles d'une montre puis 15 cercles dans l'autre sens. Ne bougez ni les hanches ni le bas du dos. Ensuite, changez de côté. Oui je sais, c'est pénible. De toute façon, aucun exercice pour travailler les fessiers n'est vraiment agréable ! Si vous faites cela 3 fois par semaine, vous obtiendrez des résultats surprenants très vite !

En salle de sport, vous pouvez choisir…

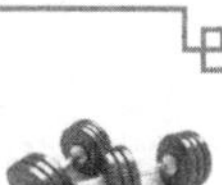

- ✓ Body pump
- ✓ Crossfit
- ✓ Cuisses-abdos-fessiers
- ✓ Elliptique (surtout en pédalant en arrière)
- ✓ GRIT series
- ✓ Wave
- ✓ Aqua zumba

Les petits trucs malins

- Là, tout de suite, pour remonter les fessiers, il suffit de les contracter. On rapproche les deux fesses l'une vers l'autre très fort. Et hop, on gagne un arrière-train plus ferme ! D'ailleurs, rien que de le faire de temps en temps dans la journée, on se muscle un petit peu, sans trop d'effort.
- La grosse triche, mais qui fonctionne bien, c'est l'électrostimulation. J'ai pu constater des résultats très probants en 1 mois ou 2 sur les fessiers. Il s'agit d'un appareil qu'on achète dans le commerce. On place des électrodes sur les muscles des fessiers, à même la peau, et on leur inflige un léger courant électrique qui leur demande de se contracter. C'est cher (200 à 300 euros selon les marques) et contraignant (20 minutes, 3 fois par semaine). C'est moyennement agréable, moyennement pratique… mais ça marche, on ne peut le nier.

CHAPITRE 4

Objectif dos musclé

Un dos musclé, c'est l'assurance d'une belle posture, droite, et surtout d'une plus grande force générale. On arrive mieux à porter ses enfants, ses courses et on risque moins de se faire mal au dos dans sa vie quotidienne.

Équilibrez votre alimentation

On stocke aussi les graisses dans le dos et plus souvent sous les côtes et derrière les hanches. J'ai cependant pu constater d'expérience que lorsque mes « coachés » font plus attention à leur alimentation, c'est généralement là qu'ils fondent en premier.

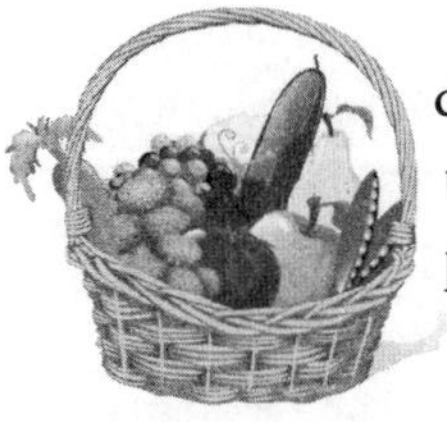

Donc lors de votre journée spécial dos, optez pour une alimentation ultra-équilibrée… et même pourquoi pas une soirée ultra-light avec légumes cuits et c'est tout !

Écrivez avec le dos !

Lors de cette journée spéciale dos, dès que vous le pouvez, resserrez les omoplates derrière votre dos. Imaginez que vous voulez tenir un stylo ou un crayon de papier entre vos omoplates et votre colonne vertébrale. Pendant que vous marchez, portez vos courses, êtes assis, mangez, travaillez, regardez la télévision… Resserrez au moins 10 fois dans la journée vos omoplates pendant 20 secondes.

Vous êtes chez vous ? Faites le test. Combien de temps arrivez-vous à tenir un bic à la seule force de vos rhomboïdes ? (C'est un muscle superficiel du dos qui empêche le buste de partir courbé en avant et de vous faire des pincements discaux.)

Attention, cet exercice doit être effectué tout en gardant les épaules bien basses, dégagées des oreilles. Sinon vous risquez de trop solliciter vos trapèzes, les muscles du stress.

7 mouvements à caser dans la journée

1. Étirez-vous dans votre lit * (p. 51).
2. Faites le pont * (p. 54).
3. Au volant, faites des mini-tractions ** (p. 67).
4. Assise, soignez votre posture * (p. 72).
5. Soulevez des poids sans vous faire mal *** (p. 75).
6. Musclez vos fessiers en rangeant vos courses ** (p. 76).
7. Musclez votre dos et vos fesses avec le demi-pont * (p. 90).

Pour aller plus loin

Suspendez-vous à une barre façon Rocky !

Il s'agit de reprendre l'idée de la traction. Oui, comme Rocky qui se hisse à sa barre dans son jardin à la force des bras ! Mais je ne vous demande pas de monter votre menton au-dessus de la barre ! Essayez déjà de tenir 30 secondes à 1 minute pendue à une barre en hauteur, les pieds ne touchant pas le sol. Les paumes des deux mains en direction du visage et les bras assez serrés (de la largeur des épaules).

Et pour aller plus loin, prenez une chaise ou un tabouret. Montez dessus et accrochez-vous à la barre, le menton au-dessus des mains. Laissez tomber les pieds et laissez-vous tomber tout doucement en dépliant vos coudes. Tout doucement. Pour engager au maximum le dos et les biceps. C'est un mouvement excentrique, qui consiste à résister à la pesanteur. C'est très efficace. 3 fois dans votre journée spéciale dos.

Résultats visibles au bout de 3 semaines, je vous le garantis !

Tirez sur un élastique

Voilà un autre exercice très facile à mettre en place à la maison. Il suffit de s'équiper d'un élastique de remise en forme (parfois appelé « bande de résistance »), à 5 euros à peine !

Asseyez-vous sur le sol et placez l'élastique autour des pieds. Tendez les jambes, gardez les genoux à peine fléchis et tenez-vous bien droit. Tenez l'élastique avec les mains et tirez les mains en direction du nombril. Il faut toujours resserrer les omoplates derrière le dos en tirant.

Faites cela 2 à 3 minutes par jour et vous vous construirez tout simplement un dos de compète !

Visez les sports d'eau

Les sports qui musclent naturellement le dos sont souvent plutôt aquatiques.

Natation, water-polo, aviron, canoë-kayak… Trouvez le sport qui vous plaît le plus !

En salle de sport, vous pouvez choisir…

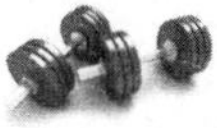

- ✓ Body balance
- ✓ Body sculpt
- ✓ Culture physique/Gym trad
- ✓ Crossfit
- ✓ Pilates
- ✓ Rameur
- ✓ Tai-chi-chuan
- ✓ TRX
- ✓ Yoga

Le petit truc malin

- C'est à nouveau la technique du crayon de papier ou du stylo entre les omoplates ! Et pour un effet encore plus bluffant, faites-le avec les deux mains sur les hanches, les coudes ouverts. Le dos est déployé dans toute sa largeur !

Tenez aussi longtemps que vous le souhaitez. Vous verrez, souvent après 1 à 2 minutes, on est un peu soulagé au niveau des trapèzes et on a plus chaud car le grand dorsal est un muscle immense qui brûle beaucoup d'énergie lorsqu'il est sollicité. Une vraie bouillotte !

CHAPITRE 5

Objectif bras toniques

C'est vrai que des bras dessinés affinent une silhouette. Mais là, pas de mystère : pour avoir des bras toniques, il faut les muscler. Deuxième chose : on élimine la cellulite. Car l'arrière des bras est une zone particulièrement sournoise de stockage des graisses.

Avec une journée « spéciale bras » par semaine, vous pourrez commencer à voir quelques muscles apparaître au bout d'1 mois. À vous les débardeurs, les petites bretelles et même, pourquoi pas, les manches ballons qui exigent une définition parfaite des biceps et des triceps.

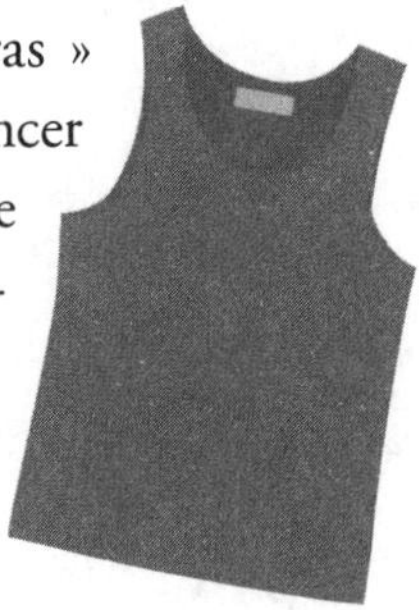

Votre alimentation du jour

Pas sucré, pas salé, pas gras !

Souvent, des bras un peu gonflés sont le marqueur d'une alimentation trop riche. C'est un fait, on stocke aussi de la graisse dans les bras !

Le jour spécial « bras toniques », vous ferez un effort particulier sur les aliments qui font stocker. Éliminez les chips, gâteaux, bonbons, fromages, frites, croissants, pâtisseries, etc. Cherchez les calories utiles : les pâtes complètes, les légumes cuits, les viandes maigres cuites sans matière grasse, le pain complet, les légumineuses…

Tisanes drainantes à volonté

Usez et abusez des tisanes anticellulite. Comme pour l'objectif jambes fines, l'idée c'est de drainer un maximum (voir mes conseils p. 100).

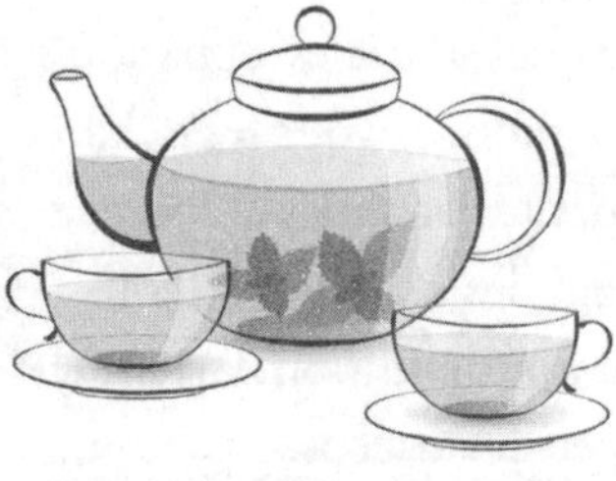

6 mouvements à caser dans la journée

1. Raffermissez vos triceps en douceur * (p. 58).
2. Au volant, faites des mini-tractions ** (p. 67).
3. Au travail, travaillez... vos abdos ** (p. 71).
4. Soulevez des poids sans vous faire mal *** (p. 75).
5. Musclez vos fessiers en rangeant vos courses ** (p. 76).
6. Tonifiez vos bras en jouant avec Bébé ** (p. 83).

Pour aller plus loin

Les pompes

Eh oui, j'ai lâché le mot qui fâche ! « Ah la la, les pompes, c'est l'horreur ! C'est pour les commandos de l'armée ! » Mauvaise nouvelle, on n'a encore rien trouvé de mieux pour muscler harmonieusement les épaules et l'arrière des bras. Bonne nouvelle, sachez que l'on peut faire des pompes « faciles » sur les genoux, et non sur les pieds. L'effort est moins intense et surtout, on arrive à en faire plusieurs à la suite.

Placez-vous à genoux, les mains posées sur le sol, plus écartées que la largeur des épaules.

Basculez le bassin vers le sol de manière à aligner épaules-bassin-genoux puis inspirez et descendez la poitrine vers le sol. Les coudes se plient, ils sont juste au-dessus des poignets. Tenez 2 secondes à la hauteur que vous pouvez, puis remontez en soufflant.

Faites cela 10 fois. Peu importe si vous devez faire des pauses entre-temps : l'important, c'est de le faire. Vous verrez on se sent super forte après avoir réussi à faire 10 pompes. Même sur les genoux ! Et promis, les triceps vont se dessiner.

La natation

Dos crawlé, dos, brasse… nagez 30 minutes minimum pendant votre journée « spéciale bras ». Mais pas de planche, d'accord ? L'objectif est d'activer au maximum les membres supérieurs. Si vous n'avez pas plus de 30 minutes, vous pouvez essayer le pull-buoy pendant 10 minutes à la fin de votre séance. Il s'agit d'un drôle de petit flotteur en mousse que l'on serre entre ses jambes, au-dessus des genoux. Du coup, on ne peut plus faire de battements et pour avancer, on ne se sert que de ses bras. C'est très efficace. Essayez !

En salle de sport,
vous pouvez choisir... 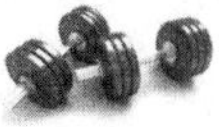

✓ Aquagym
✓ Body combat
✓ Body pump
✓ Body sculpt
✓ Body vive
✓ Crossfit
✓ Culture physique/Gym trad
✓ GRIT series
✓ Rameur
✓ Tai-chi-chuan
✓ TRX
✓ Yoga

Les petits trucs malins

Pour alléger le haut du corps, voici quelques astuces à adopter sur une photo :

• Resserrez les omoplates comme si vous teniez un petit stylo entre elles en haut du dos. Mais sans monter les épaules vers les oreilles (voir p. 120).

• Mettez une main à la taille, coude resserré vers le dos. Tout de suite, l'angle du coude et l'épaule saillante donnent de la légèreté au décolleté. L'autre bras doit être hyper tendu, comme pour faire disparaître l'os du coude. Cette position demande de contracter très fort le triceps (le muscle de l'arrière des bras), et les muscles apparaissent.

PARTIE 4

Quelle remise en forme pour vous ?

CHAPITRE I

Vous venez d'accoucher

Retrouver sa ligne après l'arrivée de Bébé, c'est tout à fait possible. À condition de ne pas être trop pressée. En général, les mamans sentent bien le moment où elles commencent à se sentir d'attaque pour reprendre un peu d'activité physique. Pour moi et comme pour beaucoup d'autres mamans, il a fallu 5 mois, c'est-à-dire 1 mois après que mon bébé a commencé à faire ses nuits complètes. Quand votre bébé dort la nuit, vous commencez à être bien physiquement et mentalement pour vous reprendre en main. Une fois que votre gynécologue vous a donné le feu vert, allez-y, mais en douceur.

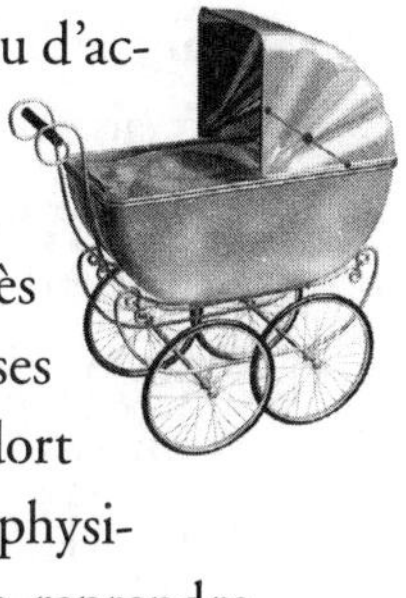

Les bons réflexes au quotidien

Reprenez en douceur

Attention, si vous n'avez fait aucun sport pendant votre grossesse, vous avez perdu beaucoup de muscles et vous devrez les reconstruire progressivement, parce que si vous vous mettez directement à courir ou à pédaler à fond, vous risquez de vous faire mal, donc de vous décourager pour longtemps. Le mieux, c'est de commencer par des séances de renforcement musculaire basiques de 15 à 30 minutes, 2 fois par semaine.

Choisissez les bons exercices

Pour les abdominaux à la maison, préférez les planches ou gainages sur les genoux. Placez-vous à quatre pattes, bras tendus, puis descendez votre bassin de manière à aligner épaules-bassin-genoux. Restez 30 secondes à 1 minute tout en respirant de façon fluide. Récupérez 30 secondes et recommencez 5 fois. N'oubliez pas de serrer votre périnée pendant ces exercices (après votre rééducation périnéale, vous êtes sûrement une experte !).

Si au bout de 2 ou 3 semaines vous êtes à l'aise, passez sur les pieds (en alignant épaules-bassin-chevilles). Vous tremblez du ventre ? C'est normal ! Respirez toujours et tenez 30 secondes. Vous pouvez alterner planche sur genoux et planche sur pieds au début. Puis au fur et à mesure, vous pourrez ne faire que des planches sur pied. Et là, déjà, vous aurez de sacrés abdos !

Vous voulez aller plus vite dans votre remise en forme après la grossesse ? Dès que vous vous en sentez la force, référez-vous aux journées spéciales jambes fines (p. 99) et ventre plat (p. 107).

En salle de sport, vous pouvez choisir...

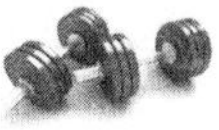

- ✓ Aquagym
- ✓ Body balance
- ✓ Body sculpt
- ✓ Cuisses-abdos-fessiers
- ✓ Culture physique/Gym trad
- ✓ Elliptique
- ✓ Gym suédoise
- ✓ Pilates
- ✓ Tai-chi-chuan
- ✓ TRX
- ✓ Yoga
- ✓ Wave
- ✓ Zumba

CHAPITRE 2

Vous avez plus de 60 ans

Bien vieillir, c'est surtout de l'entretien ! Et l'activité physique, c'est votre meilleure assurance-vie. Attention néanmoins, que vous optiez pour la douceur ou une pratique plus sportive, il est important de consulter votre médecin une fois par an pour vous assurer que vous êtes en bonne santé. Pas d'effort démesuré sans son feu vert !

Les bons réflexes au quotidien

Bougez tous les jours

En continuant à bouger tous les jours, vous gardez de la mobilité articulaire et luttez efficacement contre le « verrouillage » des os. Marche, vélo, natation, jardinage, ski, voile… Adonnez-vous à votre activité physique préférée au moins 1 heure par jour, l'important étant de limiter les impacts (sauts, course à pied…), sauf si vous avez l'habitude de pratiquer des sports violents pour les articulations.

Mangez de la viande

Souvent, après 60 ans on a moins envie de manger de la viande. Pourtant, essayez d'en manger 3 fois par semaine. Du poulet, du steak, du jambon blanc… C'est important de garder un bon apport en protéines pour garder des muscles solides. Et si vous êtes végétarien, parlez-en à votre médecin ou à un nutritionniste pour ne pas être carencé.

Entretenez vos muscles

Bouger n'est pas suffisant. À votre âge, il est indispensable de continuer à entretenir vos muscles, sinon ils fondent beaucoup plus vite que chez les personnes plus jeunes.

Je vous recommande donc vivement de pratiquer du renforcement musculaire, mais sans haltère. Optez pour des mouvements à faire en utilisant juste le poids de votre corps ou avec des charges additionnelles faibles (1 à 2 kg). Sans musculation régulière, le corps s'affaiblit chaque année davantage.

De temps en temps, des impacts

Bien sûr, sans y aller trop fort ! Mais les recherches scientifiques sur l'ostéoporose ont montré que les impacts entraînés par la course sur route, des sauts, des chutes contrôlées (comme en judo) jouent un rôle très bénéfique sur la densité osseuse.

Donc, sans forcer, 1 ou 2 fois par semaine, faites 10 minutes de petites foulées sur route ou sur terre ou 10 minutes de corde à sauter ou de danse rapide, c'est un très bon traitement préventif contre l'ostéoporose.

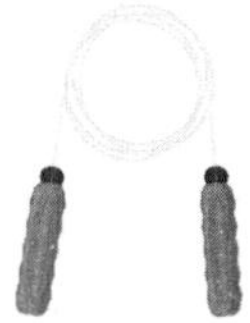

Étirez-vous

Pour garder une bonne amplitude articulaire, étirez-vous au moins 1 fois par semaine. Les jambes, le dos, les épaules… Vous luttez ainsi contre les raideurs matinales et diminuez les risques de vous blesser au moindre déséquilibre ou faux mouvement. Le yoga, par exemple, qui enchaîne étirements et renforcement musculaire, est une excellente activité pour se muscler et s'étirer.

En salle de sport...

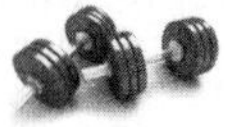

Je vous encourage vivement à vous y rendre, car vous y rencontrerez des coaches diplômés, sensibilisés aux problématiques ostéo-articulaires des plus de 60 ans. Ils vous aideront à choisir le sport adapté qui vous maintiendra dans une forme olympique pendant très longtemps.

- ✓ Aquagym
- ✓ Body balance
- ✓ Body vive
- ✓ Cuisses-abdos-fessiers
- ✓ Culture physique/Gym trad
- ✓ Elliptique
- ✓ Cycling/Spinning/RPM (si vous aimez l'ambiance, profitez-en. Mais pédalez tout doux !)
- ✓ Low impact ou step (pour le bénéfice des impacts sur la densité osseuse)
- ✓ Pilates
- ✓ Rameur
- ✓ Stretching
- ✓ Tai-chi-chuan
- ✓ Tapis de course à pied (15 minutes, 1 à 2 fois par semaine. Juste pour les bénéfices des impacts)
- ✓ TRX
- ✓ Yoga

CHAPITRE 3

Vous avez des problèmes de dos

Mal de dos, mal du siècle. Mais surtout mal de la posture ! Pour avoir un dos le moins douloureux possible, il faut :

- maintenir la colonne vertébrale dans sa courbure naturelle à tout moment de la journée ;
- éviter au maximum de croiser les jambes, cette position est le pire ennemi du dos ;
- avoir une sangle abdominale solide pour porter le buste ;
- étirer toute la chaîne postérieure régulièrement (des mollets au cou en passant par l'arrière des cuisses, les fessiers, le dos, jusqu'à la nuque).

Les bons réflexes au quotidien

Observez-vous

Analysez les courbes de votre colonne vertébrale. Placez-vous de profil à un miroir et dos à un mur. Les pieds bien appuyés sur le sol, seules les fesses et la tête touchent le mur derrière vous. Tenez-vous bien droite et regardez votre profil dans le miroir. Vous devez voir deux creux : l'un derrière vos lombaires, l'autre derrière la nuque.

Regardez bien, passez votre main si vous le voulez. Et pendant toute la journée, efforcez-vous de maintenir ces courbes naturelles. Même assise, en marchant, en portant quelque chose…

Musclez-vous

Il faut vous construire une musculature solide pour aider la colonne vertébrale à vous porter et soulager ainsi votre dos.

- Fabriquez-vous des abdos en béton. Mais pas n'importe quels abdos ! Là je parle du muscle profond de la sangle abdominale, le transverse, que l'on muscle surtout en travaillant en gainage avec la planche (voir p. 110) et la respiration profonde (voir p. 89).

• Musclez-vous le dos. Comment ? En allant voir un spécialiste : un coach sportif, un kinésithérapeute ou un professionnel de la méthode Alexander*. Ces personnes sont formées pour vous apprendre à vous muscler efficacement le dos tout en tenant compte de vos douleurs. Vous pouvez aussi visionner deux vidéos sur YouTube à ce sujet en tapant « Lucile musculation du dos » et « Lucile étirement du dos » (elles sont précédées de la mention « Fitness Master Class »).

Exercices « spécial dos »

- Étirez-vous dans votre lit * (p. 51).
- Faites le pont * (p. 54).
- Au volant, faites des mini-tractions** (p. 67).
- Assise, soignez votre posture * (p. 72).
- Soulevez des poids sans vous faire mal *** (p. 75).
- Musclez vos fessiers en rangeant vos courses ** (p. 76).
- Musclez votre dos et vos fesses avec le demi-pont **(p. 90).

* Vous pouvez également vous reporter au livre *Ne plus avoir mal au dos, c'est malin*, paru dans la même collection, qui s'appuie sur cette méthode pour vous apprendre à muscler votre dos.

Nagez sur le dos

Pourquoi ? Parce que lorsque l'on nage le dos crawlé, la colonne vertébrale se met immédiatement en extension. C'est-à-dire qu'elle s'allonge en respectant sa courbure naturelle, tranquillement, en apesanteur.

Si vous n'aimez pas nager sur le dos, faites juste des battements de jambe sur le dos en tenant votre planche à bout de bras (et non pas en reposant la tête sur la planche).

Plus facile aussi : le dos crawlé ou les battements de jambes avec des petites palmes de piscine. Vous allez plus vite et faites moins d'efforts pour maintenir la tête hors de l'eau.

Faites du vélo hollandais

L'idée, c'est de faire du sport en gardant la courbure naturelle de la colonne vertébrale. Et c'est en pédalant sur des vélos type « hollandais » que l'on s'en rend le mieux compte. La selle est plus basse que le guidon, le dos est droit, les épaules sont basses et le buste n'est pas du tout penché en avant. Vous activez donc vos jambes sans vous faire mal au dos.

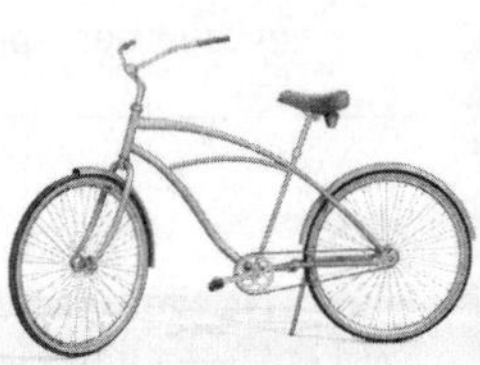

Ensuite, lorsque vous maîtrisez cette dissociation dos droit/jambes qui bougent, vous pouvez aller encore plus loin. Pourquoi pas en reprenant doucement la course à pied ? Avec de bonnes baskets, en alternant marche et course, en rentrant le nombril près de la colonne vertébrale, vous pourrez courir doucement, sans mal de dos. Eh oui, c'est possible !

Pensez à toutes les autres activités sportives sympathiques qui s'ouvriront à vous : la danse, le tai-chi-chuan…

Étirez vos jambes

Mal aux lombaires ? C'est très souvent à cause d'une raideur de la chaîne musculaire postérieure (vos mollets, l'arrière des cuisses et les fessiers sont trop contractés, trop tendus, et tirent sur votre bassin, créant des tensions au niveau des vertèbres du bas du dos).

Des étirements réguliers peuvent vraiment vous aider à améliorer votre courbure du dos et à soulager votre colonne vertébrale.

Allongez-vous sur le sol ou sur votre lit. Jambes fléchies, pieds à plat sur le sol. Ressentez la cambrure naturelle de votre dos et maintenez-la pendant toute la durée de l'étirement. Levez la jambe droite, allongez-la vers le plafond. Sans cambrer le dos davantage ni le plaquer au sol.

Placez vos mains derrière la cuisse droite et, tout doucement, essayez de rapprocher la jambe droite de votre buste. Ça tire derrière les cuisses, derrière les genoux et dans les mollets ? C'est normal. Allez-y tout doucement, restez en position 30 secondes à 1 minute sans que votre jambe tremble. L'étirement doit rester agréable. Puis, tout doucement, replacez votre pied droit au sol et faites la même chose avec la jambe gauche.

Faites le chameau

C'est une posture de yoga. Pas un trait de caractère. ☺

Mettez-vous à genoux, le bassin décollé des talons et les orteils posés sur le sol. Genoux, bassin, épaules sont alignés. Placez vos mains sur l'arrière des cuisses. Inspirez à fond et, en soufflant, prenez appui sur vos mains, contractez à fond vos fessiers et enroulez votre dos vers l'arrière en basculant la tête en arrière aussi. Vous sentez l'étirement dans le bas et le haut du dos ? Mmmhh, ça fait du bien !

→

Pour aller plus loin, faites la même chose, mais avec les deux mains en appui sur vos talons. Respirez à fond, plusieurs fois, dans cette position.

Cette extension du dos vers l'arrière apporte beaucoup de souplesse et un grand soulagement de votre colonne vertébrale.

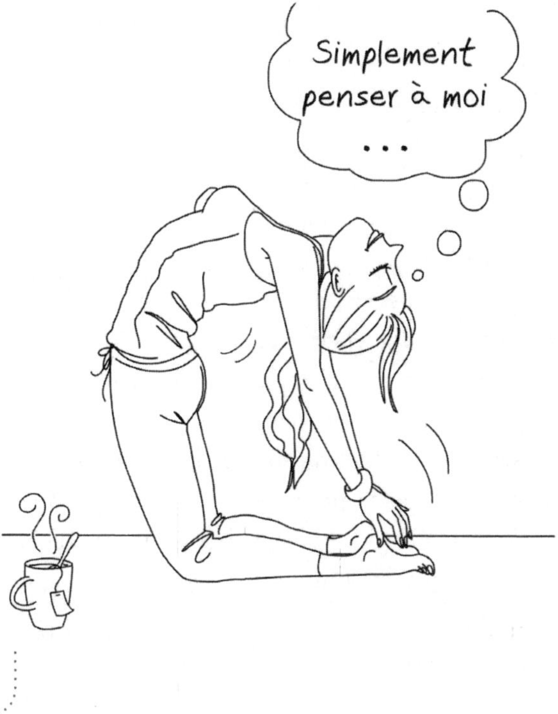

Le chameau, pour étirer le dos.

Faites le demi-pont

C'est l'exercice anti-hernie discale de référence. Le pont vous connaissez, bien sûr. Vous le faisiez sûrement étant petit, à la gym. Et aujourd'hui ? Impossible... Pourtant la flexion de la colonne vertébrale vers l'arrière est un superbe soulagement pour vos disques vertébraux qui sont pincés en avant et leurs noyaux projetés vers l'arrière. Cela aboutit souvent à un pincement ou à une hernie discale, donc mieux vaut prendre les devants !

Au départ, allez-y tout doucement. Allongez-vous au sol, sur un tapis de gym, et placez vos pieds à 10 cm de vos fesses. Poussez sur les talons et montez vos fesses vers le plafond. Alignez genoux, bassin, épaule et respirez. Descendez vos bras vers vos pieds et joignez vos mains. Poussez sur les talons pour monter encore votre bassin. Descendez vos épaules loin des oreilles, faites de la place pour que les deux mains se rapprochent le plus possible de vos talons. Tenez 30 secondes et recommencez autant de fois que vous le souhaitez.

Au fur et à mesure de votre progression, vous pourrez tenter une position plus difficile. Décrochez vos mains et venez les placer près des oreilles, sur le sol, les doigts pointant vers les pieds. Poussez sur les talons, décollez votre bassin, puis poussez sur vos mains bien à plat sur le sol. Renversez votre tête vers l'arrière. Même si vous n'arrivez pas à tendre les bras, ça n'est pas grave, restez bras fléchis, même quelques secondes. Surtout ne restez pas en appui sur la tête, cela met trop de tension dans les cervicales. Reprenez 2 fois de suite, après au moins 30 secondes de récupération.

Vous progresserez doucement mais sûrement, et vous aurez de moins en moins mal au dos, c'est garanti !

Étirez vos fessiers

Le mal de dos vient souvent de fessiers trop contractés qui tirent le bassin et modifient la courbure naturelle de votre colonne vertébrale. Voici donc comment étirer vos fessiers pour soulager votre dos.

Asseyez-vous en tailleur, dos bien droit, puis basculez votre buste vers l'avant tout doucement. Vous sentirez un étirement dans le fessier du même côté que la jambe de devant. Restez dans cette position en respirant naturellement pendant 30 secondes à 1 minute puis redressez-vous lentement. Faites la même chose avec l'autre jambe croisée devant. Recommencez cet étirement autant de fois que vous le souhaitez.

Vous progresserez doucement mais votre colonne vertébrale vous remerciera très vite.

En salle de sport, vous pouvez choisir...

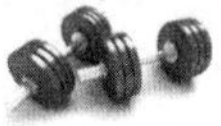

- ✓ Aquagym
- ✓ Body balance
- ✓ Cycling/spinning/RPM
- ✓ Pilates
- ✓ Rameur
- ✓ Stretching
- ✓ Tai-chi-chuan
- ✓ TRX
- ✓ Yoga

CHAPITRE 4

Vous avez mal au(x) genou(x)

Dans ce cas, évitez tous les sports de charge (c'est-à-dire les sports qui demandent à vos genoux de porter des poids importants). Tout le temps pendant lequel vous avez mal, évitez donc la course à pied, le vélo en montée, la musculation avec des haltères sur le dos, le step… Préférez des sports portés, comme toutes les activités aquatiques.

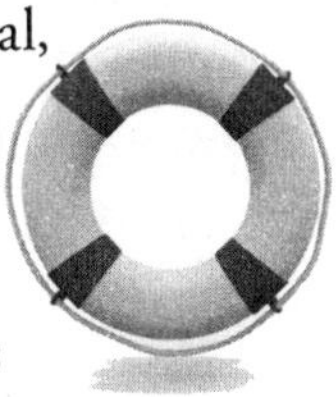

Quand les douleurs s'atténueront, vous pourrez courir sur du plat et sur un sol « mou » type terre ou sable, ou encore faire du vélo sur terrain plat en veillant à vous arrêter dès que les douleurs reviennent. Ne prenez pas de risques avec votre genou car le rétablissement est très long.

Les bons réflexes au quotidien

De bonnes baskets

Assurez-vous toujours de porter des baskets avec amorti à l'avant et à l'arrière du pied lors de toutes vos activités physiques, même de la simple marche. Vous diminuerez les impacts sur vos articulations des chevilles et des genoux.

Si vous êtes tentée par les baskets instables qui éliminent la cellulite, oubliez-les. Il vaut mieux vous en passer car l'important, quand on a mal aux genoux, c'est la stabilité et la sécurité des appuis.

Étirez vos jambes

Souvent, les douleurs aux genoux viennent de muscles trop raides. En effet, les mollets, les muscles de l'avant et de l'arrière des cuisses s'accrochent tous sur le genou. De fait, des raideurs persistantes peuvent déséquilibrer l'articulation. Par conséquent, misez tout sur le stretching pour assouplir l'ensemble.

Pour étirer l'arrière des jambes et les mollets, il suffit de se pencher en avant et d'aller toucher ses orteils. Sans à-coups, tout doucement, en restant au minimum 15 secondes dans cette position. On peut faire la même chose au sol. Assise par terre, les jambes tendues, allez attraper vos tibias, chevilles ou orteils tout en gardant le dos bien droit (en poussant les fesses sur l'arrière). Allez-y sans à-coups, en respirant de façon fluide. Décontractez mentalement l'arrière de vos jambes et vous allez progressivement vous détendre.

Pour étirer le quadriceps – l'avant de la cuisse – on se tient en équilibre sur une jambe, on attrape la cheville de l'autre jambe et on amène le talon à la fesse.

Travaillez les équilibres

Quand on a un genou faible, il faut avoir des chevilles bien alignées et des muscles profonds costauds pour soulager à fond l'articulation de la rotule.

Donc, de temps en temps, par exemple quand vous vous brossez les dents, passez le poids du corps sur la jambe droite et décollez la jambe gauche de quelques centimètres sur le côté en respirant normalement. Tenez-vous bien droite, rentrez le ventre et contractez le périnée. Si ça tangue trop, de temps en temps, prenez appui sur un mur pour vous stabiliser. Tenez 30 secondes à 1 minute puis changez de jambe.

Trop facile ? Fermez les yeux… Vous m'en direz des nouvelles.

**En salle de sport,
vous pouvez choisir...**

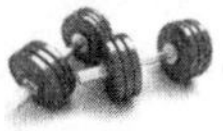

- ✓ Elliptique
- ✓ Aquagym
- ✓ Yoga
- ✓ Tai-chi-chuan
- ✓ Body balance
- ✓ Stretching
- ✓ Pilates

CHAPITRE 5

Vous avez des problèmes cardiovasculaires

Avant de commencer quelque sport que ce soit, il faut impérativement demander l'avis de votre cardiologue. C'est lui qui saura vous orienter vers les meilleures activités physiques adaptées à votre profil. Vous trouverez néanmoins dans ce chapitre quelques conseils simples que vous pourrez valider auprès de lui.

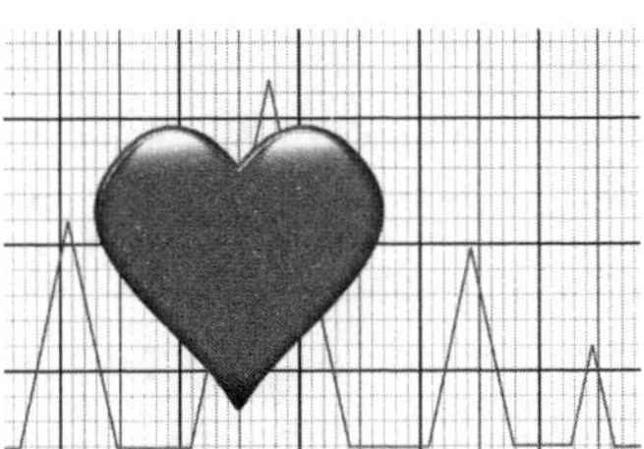

Les bons réflexes au quotidien

Bougez !

D'une manière générale, il faut absolument continuer à bouger plusieurs fois par semaine lorsque l'on est concerné par les risques cardio-vasculaires. Ceci dit, évitez l'essoufflement, les efforts trop brutaux et ne soyez jamais seul lorsque vous pratiquez une activité physique.

Équipez-vous d'un cardiofréquencemètre

C'est une ceinture que l'on porte au niveau de la poitrine, sous le tee-shirt. Un appareil à pile mesure la fréquence des battements cardiaques et la retransmet à une montre que vous portez à votre poignet. Sur celle-ci, vous réglez vos paramètres d'âge, de poids, de corpulence et vous vérifiez, en faisant vos exercices, que votre rythme cardiaque reste normal – il ne doit pas excéder 70 % de votre Fréquence Cardiaque Maximale (FCM).

N'hésitez pas à demander à votre cardiologue de vous indiquer la zone de fréquence cardiaque à atteindre pendant votre activité physique. Au début, ça paraît un peu fastidieux mais ça permet de bien se connaître et de ne pas aller au-delà de ses limites.

En salle de sport, vous pouvez choisir...

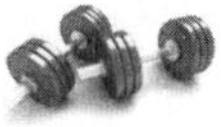

- ✓ Aquagym
- ✓ Body balance
- ✓ Body vive
- ✓ Cuisses-abdos-fessiers
- ✓ Culture physique/Gym trad
- ✓ Elliptique (à rythme doux)
- ✓ Pilates
- ✓ Rameur (à rythme doux)
- ✓ Stretching
- ✓ Tai-chi-chuan
- ✓ Vélo
- ✓ Wave
- ✓ Yoga

CHAPITRE 6

Vous avez un surpoids important

Du point de vue alimentaire, je recommande toujours aux personnes souffrant d'un surpoids d'aller consulter un spécialiste (d'autant plus lorsqu'il s'agit de perdre 10 kg et plus). Parce que chaque individu est différent et que le rééquilibrage alimentaire n'est pas un gadget, il est indispensable de se faire bien suivre pour ne pas faire n'importe quoi.

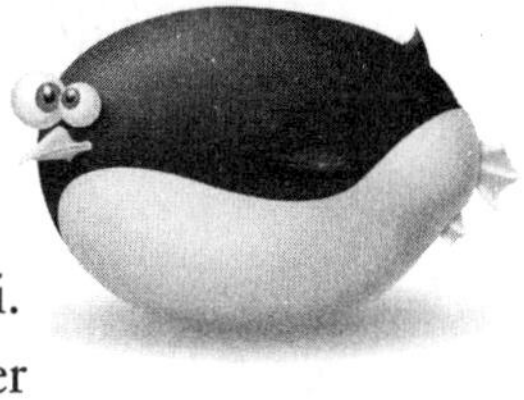

Vous pouvez bien sûr appliquer les conseils alimentaires simples donnés au début de ce livre, mais il faudra les compléter par un véritable rééquilibrage alimentaire suivi par un spécialiste.

En revanche, pour l'activité physique : c'est go go go ! Il suffit de trouver celle qui vous plaît et que vous aurez envie de pratiquer avec régularité… c'est-à-dire au moins 3 fois par semaine.

Avant de vous y mettre, faites un check-up complet pour vérifier votre condition au niveau cardiovasculaire et l'état de vos articulations. Mais si tout va bien, misez tout sur les activités qui font transpirer assez vite. Depuis 3-4 ans, les recherches scientifiques tendent en effet à montrer que des activités très intenses pour le rythme cardiaque effectuées pendant 30 minutes ont la plus grande efficacité dans la perte de masse grasse. Il semblerait que l'on puise ainsi dans ses « vieilles graisses ». Donc, bonne nouvelle : pas forcément besoin de courir 1 h 30. Allez plutôt chercher les sports intenses et les séances rapides, mais échauffez-vous bien avant et étirez le tout après pour ne pas vous blesser.

Les bons réflexes au quotidien

De bonnes chaussures

Tout le monde doit avoir de bonnes chaussures pour pratiquer une activité physique mais si vous êtes en surpoids, c'est encore plus important.

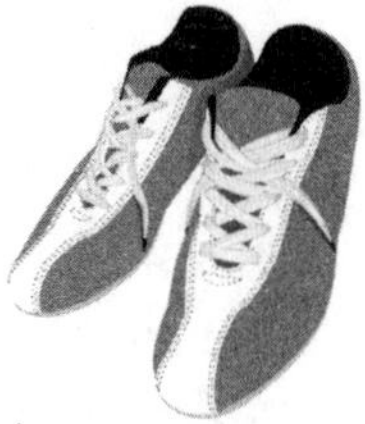

Vos baskets doivent avoir de l'amorti à l'avant et à l'arrière du pied. Si vous souhaitez vous mettre à courir, je vous recommande de faire appel à un spécialiste de l'équipement de course à pied car il y a des modèles de baskets qui s'adaptent mieux aux impacts plus lourds (il n'y a pas de honte à avoir, tout ce qui compte c'est de bouger sans se faire mal).

Autre chose : renouvelez-les souvent (tous les ans ou tous les 18 mois), même si elles ne vous paraissent pas usées au niveau de la semelle. L'amorti, lui, est usé, c'est sûr, et ça, ça ne se voit pas à l'œil nu. Peu importe la marque, chaque année, on change !

Une bonne brassière

Mesdames, ne négligez pas votre confort. Un bon soutien de la poitrine doit soutenir, séparer ET écraser les seins afin de limiter leurs mouvements et vous laisser justement libre de bouger. Choisissez donc des brassières qui compressent fort tout en soutenant les seins et qui leur laissent un logement à chacun. Pas juste un gros bandeau élastique.

Des muscles pour drainer plus vite

Pour déloger les graisses, il est recommandé de pratiquer les exercices de renforcement musculaire globaux. Quézaco ? Le squat (voir p. 84), les fentes (voir p. 114), la planche sur pied (voir p. 134), le soulever (c'est l'exercice avec le rangement des courses, voir p. 76)… Ces exercices sollicitent plus de 70 % des muscles en même temps et essoufflent vite parce qu'ils demandent un grand afflux de sang partout dans le corps, donc misez dessus !

Effet garanti : la silhouette s'affine de jour en jour si vous faites ce type d'exercice 3 fois par semaine.

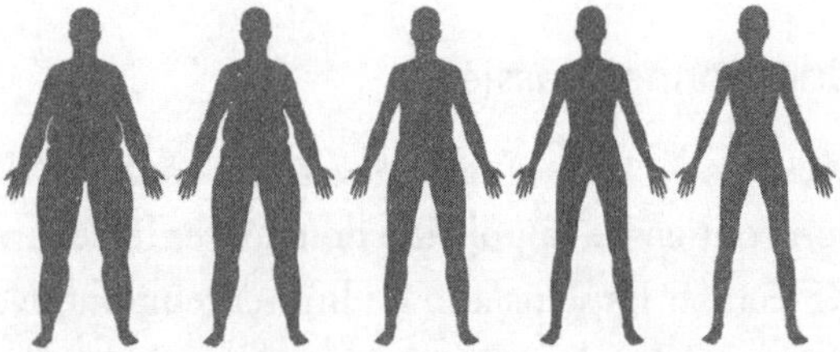

En salle de sport, vous pouvez choisir…

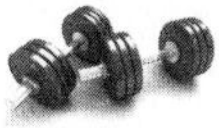

- ✓ Crossfit
- ✓ Body combat
- ✓ Aqua gym (choisissez les cours les plus intenses)
- ✓ Body pump
- ✓ Cycling/spinning/RPM
- ✓ GRIT series
- ✓ LIA (à condition de vous donner à fond)
- ✓ Step
- ✓ Wave (allez-y franchement, pendant au moins 30 minutes)
- ✓ Zumba (là aussi, dépensez-vous à fond)

Annexes

ANNEXE I

Questions fréquentes

Comment choisir sa salle de sport ?

La meilleure salle de sport, c'est celle que vous allez fréquenter ! Donc, choisissez-la en fonction de vos possibilités horaires, des activités proposées et surtout de la proximité. Près de votre lieu de travail, à deux pas de chez vous, en face de l'école des enfants… il faut que ça reste pratique, sinon on décroche au bout de 2 semaines.

Vérifiez bien qu'il y ait un coach diplômé aux heures où vous fréquenterez la salle. Ils sont indispensables pour vous aider à profiter vraiment des infrastructures et du matériel.

Souvent, les salles de sport proposent une séance de coaching individuel à la première inscription. C'est le moment idéal pour faire le point sur ce que vous souhaitez améliorer dans votre forme, apprendre à bien utiliser les machines, vérifier que vous faites bien les mouvements, etc.

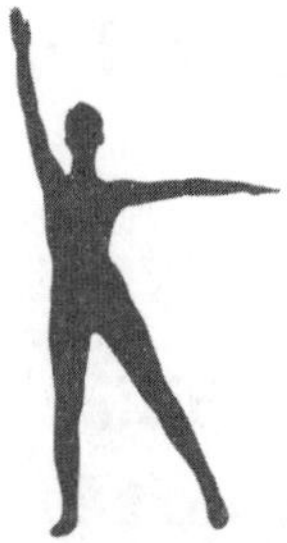

Coach à domicile ou pas ?

C'est le comble du luxe et c'est l'idéal pour les femmes pressées qui ont du mal à gérer la vie de famille, la vie professionnelle, les agendas serrés… Ceci dit, il y a des gens qui sont plus motivés par l'effet de groupe d'un club ou d'une association, donc à vous de voir selon votre tempérament.

Un coach sportif qui vient à la maison, c'est la garantie d'une remise en forme personnalisée et efficace, parce qu'on est sûr de faire la séance complète. On ne peut pas se démotiver à la dernière minute et on est encouragé à tout moment.

On peut aussi le partager avec 2 ou 3 copines ou faire sa gym en couple. Vérifiez tout de même que le coach est diplômé d'État et demandez à voire sa carte professionnelle. Il doit obligatoirement en avoir une !

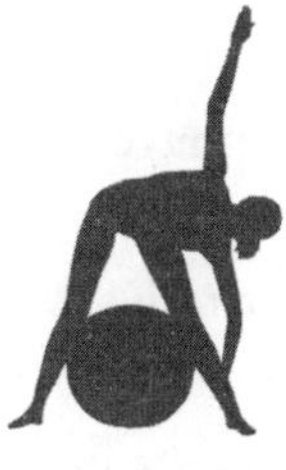

Que penser des salles de gym « low cost » ?

Des dizaines de salles de sport à moindre coût (20-30 euros par mois) ont fleuri ces dernières années un peu partout en France. Pour en avoir visité pas mal, je trouve qu'en général, le matériel mis à disposition est bon, les infrastructures plutôt sécuritaires et la propreté généralement satisfaisante.

Cependant, c'est bien l'absence de coaches sportifs sur place qui est à déplorer. Avec à peine un conseiller formé présent de 12 heures à 20 heures, ces salles pêchent par le manque d'informations sportives délivrées aux adhérents.

Par conséquent, je conseillerai aux débutants de passer leur chemin devant ces salles. Renseignez-vous toujours sur les heures de présence des coaches et vérifiez qu'elles s'accordent avec vos propres disponibilités. Parce que pour se payer le luxe de ne pas avoir de coach sportif présent, il faut maîtriser les mouvements et l'utilisation des machines de musculation ou des poids libres.

Sinon, on peut toujours demander d'amener son propre coach dans la salle pour avoir des conseils ultra personnalisés… Mais dans ce cas, ça n'a plus rien de « low cost » !

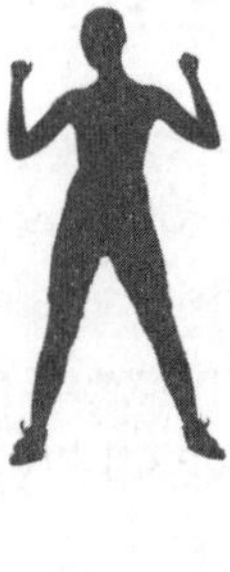

Et les DVD ou vidéos sur des sites Internet ?

La grande majorité des DVD ou des vidéos de remise en forme proposées sur Internet sont très bien et proposés par des coaches de qualité. Les mouvements sont bien montrés, souvent bien expliqués… bref, c'est une bonne méthode de remise en forme. Mais je dirais que ce devrait être un complément, parce qu'il n'y a rien de mieux qu'un vrai éducateur sportif qui vient à côté de vous vérifier exactement la bonne exécution des mouvements. Il vous replace, vous explique, adapte le mouvement à votre morphologie ou à vos capacités physiques.

En fait, le mieux serait que seuls les individus expérimentés de la remise en forme utilisent ces vidéos parce qu'ils connaissent les placements et les techniques de contraction volontaire, etc.

En résumé, si vous êtes débutant, oui à ces vidéos, mais pas seulement. Ça vaut vraiment le coup de s'initier à la remise en forme avec un professionnel en club ou à domicile pendant 6 mois-1 an.

Comment faut-il s'étirer ?

Le sujet des étirements avant et/ou après le sport a été longtemps controversé et l'est toujours un peu. Cependant, plusieurs études récemment publiées dans des journaux internationaux de médecine sportive* semblent avoir répondu à l'ensemble de la question.

Selon les spécialistes, les étirements avant une séance de sport ne servent pas à grand-chose. Au contraire, étirer un muscle à froid puis lui demander de se contracter juste après, pendant la séance de sport, peut amener des blessures. L'idéal est donc de commencer sa séance de sport sans forcer pendant les 5 à 10 premières minutes, en respectant ses capacités physiques.

Ensuite, l'étirement après la séance est bénéfique pour le retour au calme et le retour à l'état initial musculaire. Mais il doit être bref et peu intense. Par exemple, après un jogging, il est indiqué de s'étirer les mollets, l'arrière des cuisses, l'avant des cuisses, les fessiers, les épaules… pendant seulement 30 secondes pour chaque groupe musculaire.

---

* Source : "Stretching to prevent or reduce muscle soreness after exercise", Herbert R.D., de Noronha M., Kamper S.J., The George Institute for Global Health, Sydney, Australia.

L'étirement doit être agréable et ne pas faire mal. Sinon vous risquez la déchirure (ce serait dommage !). Ces assouplissements doivent se faire sans à-coups, lentement et dans une longue expiration.

Enfin, il est vivement conseillé à toute personne, sportive ou non, de s'adonner à une séance d'étirements par semaine. 15 à 30 minutes, pas forcément plus, sauf si vous êtes une danseuse ou un yogi expérimenté. Cette séance de stretching doit être faite à distance des séances sportives et en douceur, sans jamais aller dans la douleur. Et là, vous pouvez rester beaucoup plus longtemps sur les étirements, chercher à vous assouplir. Mais toujours sans à-coups, dans la fluidité et dans la respiration profonde.

Ne négligez pas ce type d'exercice, c'est un peu votre assurance vieillesse. En étirant ses muscles, on agit sur l'élasticité musculaire et sur l'amplitude articulaire des membres supérieurs et inférieurs. Faire des exercices d'assouplissements, c'est se garantir une bonne mobilité pendant de longues années.

ANNEXE 2

Glossaire des sports fitness

Aérobic

C'est la dénomination originelle du cours collectif en salle de sport. Médiatisé par Jane Fonda aux États-Unis et par Véronique et Davina chez nous, l'aérobic se pratique encore dans certaines salles ou associations sportives. Il s'agit de suivre un professeur en musique en effectuant des déplacements un peu chorégraphiés ainsi que des mouvements de renforcement musculaire. On transpire beaucoup, parfois on saute, donc il faut absolument de bonnes chaussures et une bouteille d'eau pour pratiquer ce sport.

➽ *Pour qui ?* Les personnes n'ayant aucun problème ostéo-articulaire ni cardiovasculaire.

Aquagym

Il existe des tas de cours différent d'aquagym. Aqua training, aqua zumba, aqua biking… D'une manière générale, il s'agit de renforcement musculaire dans des piscines où tout le monde a pied. Les mouvements sont doux pour les articulations, sans impacts mais très efficaces pour se muscler.

➽ *Pour qui ?* Idéal pour tous les blessés aux genoux, chevilles, dos…

Body attack

C'est un cours collectif très intense où l'on alterne sauts, course et renforcement musculaire. Le rythme est fractionné et conçu pour faire travailler au maximum le cœur et les poumons. Attendez-vous à bouger, à transpirer à grosses gouttes et à cracher vos poumons. C'est dur, mais ça fait vraiment un bien fou.

➽ *Pour qui ?* Les personnes n'ayant aucun problème ostéo-articulaire ni cardiovasculaire.

Body balance

Cours mélangeant le tai-chi-chuan, le Pilates et le yoga. Il se pratique en musique – douce – avec un coach sportif spécialement formé au concept. Il vise à renforcer les muscles profonds des abdominaux et tous les muscles posturaux. Pendant 45 minutes, on effectue des mouvements de renforcement musculaire sans poids additionnel et sans trop souffrir. Les 15 dernières minutes sont consacrées aux étirements et à la relaxation.

➽ *Pour qui ?* Idéal pour les personnes stressées, accessible à tous.

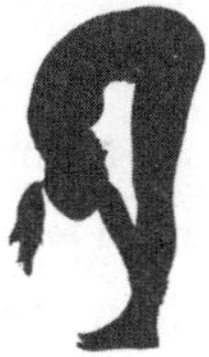

Body combat

Cours collectif basé sur les mouvements de sports de combat. Boxe, karaté, kung-fu, taekwondo… Les chorégraphies assez simples vous font taper dans le vide, mais sont surtout destinées à vous faire dépenser un maximum de calories. Les abdominaux, les bras et les cuisses sont très sollicités. Selon les clubs, vous trouverez différentes appellations pour ce cours : Body boxe, Fit boxing, Fit punch, Cardio boxing… À noter : ce cours propose beaucoup de rotations et d'inclinaisons du buste, il est donc à éviter si vous avez un pincement ou une hernie discale.

➽ *Pour qui ?* Les personnes n'ayant aucun problème ostéo-articulaire.

Body pump

Il n'existe pas une salle de sport sans body pump. En 10 ans, c'est le concept de cours collectif qui s'est le plus répandu dans le monde. À vos pieds : un step et une barre d'haltère avec des poids (assez lourds). Devant vous : un prof formé, ultra-sculpté et motivant, qui propose 10 enchaînements intenses de musculation sur les chansons tubes du moment. Une heure de flexions, pompes, fentes, abdos, épaules… Courbatures garanties le lendemain, mais corps tonifié en quelques séances.

➽ *Pour qui ?* Les habitués du renforcement musculaire.

Body sculpt

C'est une version plus dynamique du cours de renforcement musculaire traditionnel. Sur de la musique assez rapide, on sautille, on se déplace et on effectue des mouvements de renforcement musculaire. Le cœur et les poumons sont mis à rude épreuve, et les muscles aussi. Souvent, les mouvements se font juste en poids de corps, c'est-à-dire sans haltères, mais dans quelques cas, le coach peut ajouter de faibles charges. Le cours dure de 45 minutes à 1 heure et n'est jamais le même. C'est l'un des rares cours de fitness où les coaches peuvent laisser libre cours à leur imagination !

➽ *Pour qui ?* Accessible à tous niveaux. Informer le coach d'une quelconque douleur ou contre-indication à certains mouvements.

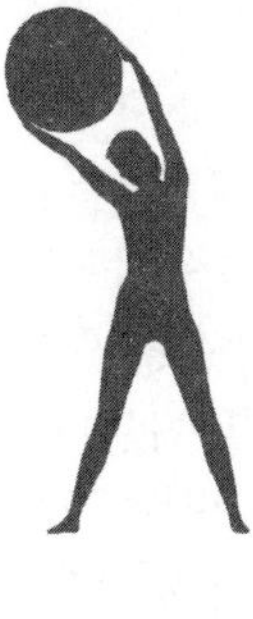

Body vive

Concept fitness spécialement créé pour s'adapter aux seniors. Déplacements, renforcement musculaire, coordination, équilibre, étirements… sur des chansons un peu années 1980.

➽ *Pour qui ?* Accessible à tous niveaux.

Crossfit

Créée dans les années 2000, cette méthode est particulièrement explosive. Elle s'adresse surtout aux plus sportifs et aux plus pressés. En 45 minutes (douche comprise), tous les groupes musculaires sont sollicités. Cela se passe en extérieur ou en salle, en groupe avec 1 ou 2 coaches. Après un court échauffement, le corps de la séance est ultra-intense. Sauts, tractions, pompes, course rapide, mouvements de musculation avec haltères… Tout s'enchaîne rapidement mais les coaches sont là pour corriger. Au bout d'une demi-heure, on est rincé mais on a tout travaillé : le cœur, les poumons et les muscles ! Quelques études scientifiques récentes ont montré l'efficacité de séances courtes et intenses dans la lutte contre l'obésité, à condition de les pratiquer régulièrement.

➽ *Pour qui ?* Les habitués du renforcement musculaire profiteront de la méthode sans tarder – contrairement aux personnes débutantes ou en surpoids qui prendront quelques semaines pour s'entraîner aux mouvements – mais la méthode profite vraiment à tout le monde.

Cuisses-abdos-fessiers

C'est le cours de gym qui remplit le plus les salles ! Il s'agit de muscler les cuisses, les abdominaux et les fessiers en musique, selon l'entraînement préparé par un professeur diplômé d'État. Généralement, les poids utilisés sont assez légers et le cours peut être fait par tout le monde. Dans ces séances, les profs proposent le plus souvent de l'endurance de force, c'est-à-dire des séries longues de mouvements. 50 remontées de jambe droite, 50 remontées de jambe gauche, etc. Résultat : ça tire, ça brûle, ça tremble… mais ça construit une silhouette de rêve !

➽ *Pour qui ?* Tout le monde, débutants compris.

Culture physique/gym trad

Cours collectif de fitness tout à fait traditionnel. Animé par un professeur diplômé, il fait travailler à peu près tous les muscles du corps avec des poids ou des élastiques. En musique et avec enthousiasme, rien n'est oublié. Les bras, les épaules, les abdominaux, les cuisses, le dos, les mollets… tout y passe !

➽ *Pour qui* ? Pour tout le monde ! Si vous avez une quelconque douleur ou contre-indication médicale, parlez-en au coach en début de cours. Il adaptera les mouvements à votre condition physique.

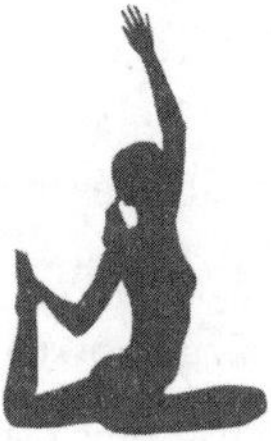

Cycling/spinning/RPM (Row Per Minute)

Cours collectif de vélo d'appartement dans une salle peu éclairée, avec de la musique très forte. À lire comme ça, ça peut faire peur ! Mais il faut essayer au moins une fois dans sa vie. L'objectif est de pédaler selon les conseils du coach dans la salle. Rapide et furieux, lentement avec de la résistance… la séance est faite pour entraîner au maximum le cœur et les poumons, pour dépenser un maximum d'énergie. C'est ce que l'on appelle une séance « très cardio ». Au passage, on muscle aussi les jambes et les fessiers. C'est très intense. On aime ou on déteste.

➽ *Pour qui ?* Les personnes n'ayant pas de problème cardiaque ou respiratoire. Déconseillé aux grands débutants.

CX Works (Core Training Works)

Entraînement de 30 minutes basé sur le renforcement des abdominaux. C'est plutôt intense et très efficace : mal aux abdominaux assuré le lendemain matin. En revanche, pas d'échauffement ni de retour au calme. Il faut faire ça de son côté, dans le club…

➽ *Pour qui ?* Les habitués.

Elliptique

L'une des machines les plus plébiscitées dans les salles de sport. On peut aussi se la procurer en individuel et pratiquer devant la télé ! Debout, les pieds sur deux plaques, les mains sur des bâtons, on reproduit un mouvement de course à pied en apesanteur. En gros, on a tous les bénéfices de la course à pied (musculation et travail cardiovasculaire) sans les inconvénients (impacts des pieds sur le sol, mal de dos, mal aux genoux). C'est un excellent moyen de faire du sport simplement, à condition de bien le pratiquer. Le talon doit être en contact avec la plaque à chaque pas, sinon on risque de se faire mal aux genoux. Pour intensifier le travail abdominal, je conseille de lâcher les « poignées ». Il faut garder l'équilibre, et les bras font un vrai balancier, c'est plus intéressant pour le haut du corps. Pour travailler davantage les fessiers, on peut faire « marche arrière ».

➽ *Pour qui ?* Accessible à tous.

GRIT series

Méthode de renforcement musculaire à haute intensité cardiovasculaire. Ces séances sont généralement payantes en plus de l'abonnement, et délivrées en petits groupes de 5 à 10 personnes. Le coach est à fond, vous emmène plus loin que tout, et vous êtes essoré à la fin de la séance… qui ne dure pourtant que 30 minutes !

➽ *Pour qui ?* Les habitués.

Gym suédoise

Elle rencontre un énorme succès en France. Il s'agit de cours collectifs en salle ou en extérieur, où les participants se placent en cercle autour d'un prof. En musique et avec enthousiasme, on imite le prof qui fait des mouvements de renforcement musculaire, course sur place, petits déplacements et stretching. C'est rigolo et ça fait bien transpirer. En revanche, les profs ne sont pas toujours diplômés d'État et la qualité des entraînements peut s'en ressentir. Le prof ne corrige pas non plus les élèves.

➽ *Pour qui ?* Les personnes n'ayant aucune douleur au dos, aux genoux ou aux chevilles.

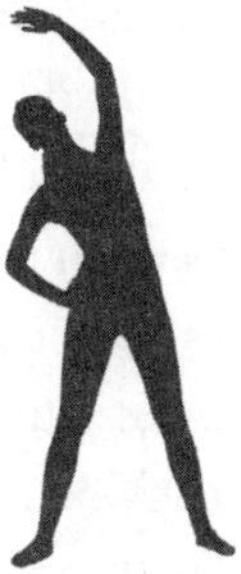

LIA (Low Impact Aérobic)

Cours collectif chorégraphié avec des déplacements et plus ou moins de sauts. Coordination, sens du rythme et transpiration garantis. Souvent proposés par des coaches sportifs danseurs, ces cours sont un excellent exutoire au stress.

➽ *Pour qui ?* Accessible à tous.

Pilates

Méthode de renforcement musculaire basée sur la sollicitation des muscles profonds de la sangle abdominale, du dos et des jambes. Inventée après la Première Guerre mondiale et développée pour optimiser la musculature des danseurs étoiles aux États-Unis, la méthode de Joseph Pilates est un peu austère de prime abord. Elle est excellente pour éviter le mal de dos et pour réapprendre à bien se servir de ses muscles et à bien se placer pour bouger dans la vie de tous les jours. Elle se pratique sur le sol ou sur une machine un peu spéciale appelée Reformer. Les professeurs peuvent aussi utiliser des accessoires pour les élèves plus avancés comme le ballon, le rouleau en mousse, le cercle…

➽ *Pour qui ?* Accessible à tous.

Rameur

Machine de remise en forme qui consiste à imiter le mouvement de rame en aviron. En salle de sport ou chez soi, c'est un excellent moyen de se muscler et d'entraîner son cœur et ses poumons. Attention, la position du dos doit être impeccable, sous peine de se faire mal aux trapèzes. Assis sur les ischions (petits os « pointus » sous les fesses), dos bien droit, à peine penché en arrière. On tire sur la barre en gardant les épaules basses et on la ramène au nombril.

➽ *Pour qui ?* Accessible à tous.

Step

Cours chorégraphié qui consiste à monter, descendre et danser autour d'une petite marche rectangulaire. Le step muscle très bien les mollets, les cuisses et les fessiers. Très cardio, ce cours fait transpirer et peut en essouffler plus d'un. Des cours débutants sont encore proposés dans quelques clubs, mais c'est assez rare. Il faut s'accrocher mais au bout de 5-6 séances, on y arrive et on devient accro !

➽ *Pour qui ?* Les personnes n'ayant aucune douleur aux chevilles ou aux genoux.

Stretching

Cours collectif d'étirement et d'assouplissement. Accompagnée d'une musique douce, la séance est progressive et vise avant tout à améliorer l'amplitude articulaire de chacun. Le coach vous donnera toutes les indications nécessaires sur la douleur et les sensations pour ne pas vous faire mal et gagner en souplesse. Je recommande à tout sportif de faire du stretching au moins 1 fois par semaine. C'est votre meilleure assurance-vie !

➽ *Pour qui ?* Accessible à tous.

Tai-chi-chuan

Méthode de renforcement musculaire et de détente inspirée des arts martiaux asiatiques. Il existe différents styles de tai-chi mais d'une manière générale, il s'agit d'effectuer un enchaînement de 30 à 80 postures de combat et de défense au grand ralenti. Respiration, contrôle de soi, c'est un beau moment d'introspection. On muscle tout le corps, des bras aux jambes en passant par les abdominaux.

➽ *Pour qui ?* Accessible à tous.

TRX (Totalbody Resistance Exercise)

Méthode de renforcement musculaire basée sur l'utilisation de sangles suspendues au plafond. C'est un dérivé de l'entraînement des marines américains qui, dans les sous-marins, utilisent des sangles de parachutes pour faire de la musculation dans un espace réduit. En salle de sport, le TRX est une très bonne méthode de renforcement musculaire sans ajouter de poids à porter aux articulations des genoux ou du dos. Courbatures garanties !

➽ *Pour qui ?* Accessible à tous.

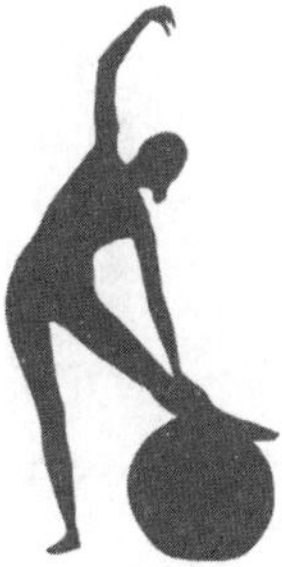

Vélo

Voir plus haut Cycling/spinning/RPM.

Wave

Il s'agit d'un appareil de salle de sport qui reproduit les mouvements du patinage. C'est très efficace pour muscler l'intérieur des cuisses, le côté des fessiers, les mollets et les abdominaux. Pour plus d'efficacité, il vaut mieux se tenir bien droit, les talons ancrés sur les plateformes pour les pieds et les bras ballants. Parce que si l'on se tient aux barres, on a plus tendance à se pencher en avant, à mal positionner son dos, et on sollicite moins ses abdominaux.

➽ *Pour qui ?* Accessible à tous niveaux. Déconseillé aux personnes ayant des douleurs aux genoux.

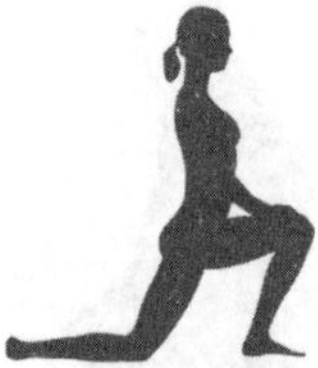

Yoga

Il existe des dizaines de styles de yoga différents. Certains sont basés sur la méditation et la respiration, d'autres vont vous étirer dans tous les sens, d'autres encore vont vous faire transpirer et vous muscler. Tout est question de prof et de méthode : il y en a pour tous les goûts. Mais d'une manière générale, le yoga muscle et étire à la fois, utilisant uniquement le poids de corps, et se veut presque une philosophie de vie. Pour les débutants, je recommande le hatha yoga. Le stiff man yoga est intéressant pour les personnes vraiment très peu souples, il est plus physique que le hatha, mais moins difficile dans les placements que l'ashtanga ou le vinyasa yoga. Le yoga bikram vous emmène dans une atmosphère à + 40 °C ! La salle de cours est chauffée, pour un effet détoxifiant et relaxant décuplé. Les yogas ashtanga, vinyasa et iyengar sont très physiques.

➽ *Pour qui ?* Accessible à tous, à condition de choisir le type de cours qui correspond à votre niveau.

Zumba

Cours collectif de danse avec des chorégraphies très faciles et répétitives. On bouge sur des rythmes de chansons latines ou pop connues, avec un prof ultra-motivant. L'ambiance est toujours explosive ! Une déclinaison pour les seniors, la zumba gold, est un peu moins tonique. Elle est proposée dans certains centres. Et depuis quelques mois, il y a l'aqua zumba : des cours de zumba dans une piscine où l'on a de l'eau jusqu'à la poitrine. Ces cours sont généralement dispensés dans les clubs de sport ou les associations sportives. Il existe même des DVD de zumba ainsi que des jeux vidéos… Idéal pour les femmes entre 20 et 60 ans qui adorent danser et dépenser de l'énergie (mais ces cours sont bien sûr aussi ouverts aux hommes !). Selon l'énergie que l'on donne dans ces cours, on se muscle plus ou moins les jambes et le cœur… mais surtout on s'amuse, on bouge et c'est le principal. Attention, il faut absolument porter des chaussures avec amorti à l'avant et à l'arrière du pied, type running, et vieilles de moins de 18 mois. Gardez également toujours les talons au sol pour éviter les problèmes articulaires. Malheureusement, les douleurs aux genoux et aux chevilles sont légion dans ces cours, car les profs non diplômés ne donnent pas trop d'indications de placement.

➠ *Pour qui ?* Toutes celles et ceux qui aiment danser, bouger, rigoler. À éviter cependant si vous avez de gros problèmes aux genoux ou une hernie discale.

Table des matières

CHAPITRE 2

CHAPITRE 3

ANNEXES

Découvrez aussi, dans la même collection

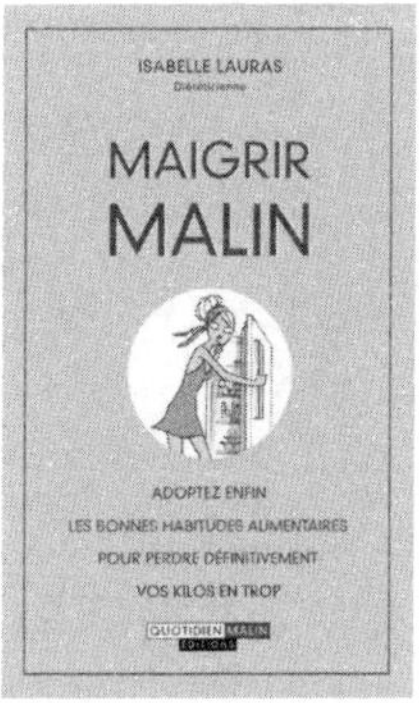

Maigrir malin
Isabelle Lauras

Adoptez enfin les bonnes habitudes alimentaires pour perdre définitivement vos kilos en trop.

208 pages
ISBN : 978-2-84899-593-9

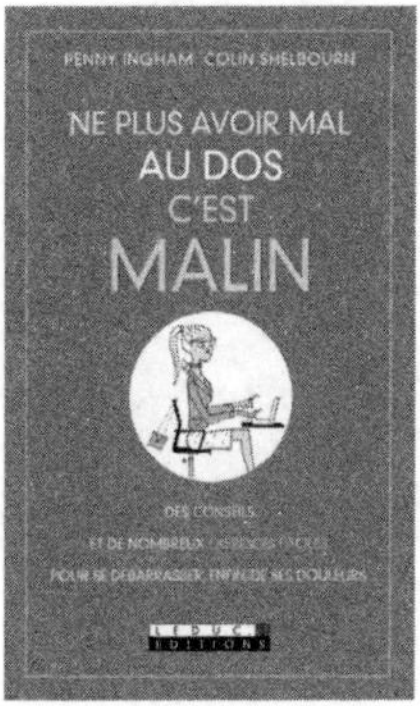

Ne plus avoir mal au dos, c'est malin

Peggy Ingham
et Collin Shelbourn

Des conseils et de nombreux exercices faciles pour se débarrasser enfin de ses douleurs.

192 pages
ISBN : 978-2-84899-579-3

Vous voudriez recevoir notre catalogue par la Poste ? On vous l'enverra avec grand plaisir. Il vous suffit de photocopier, recopier ou découper ce formulaire et nous le retourner complété à :

Éditions Leduc.s, 17 rue du Regard, 75006 Paris

NOM : ....

PRÉNOM : ....

ADRESSE : ....

....

CODE POSTAL : ....

VILLE : .... PAYS : ....

Si vous souhaitez être tenu au courant de nos publications et de l'actualité de nos auteurs, et/ou recevoir notre catalogue au format PDF, complétez les champs ci-dessous :

E-MAIL : .... @ ....

Nous souhaiterions mieux vous connaître :

Quelle est votre ANNÉE DE NAISSANCE : ....

et votre PROFESSION : ....

Magasin dans lequel vous avez acheté *Une silhouette de rêve, c'est malin* :

....

Nous sommes à votre écoute : faites-nous part de toutes vos suggestions et votre avis sur le livre que vous venez de lire :

....

....

....

....

À .... LE ....

MERCI ET À BIENTÔT !

Vous pouvez aussi répondre au formulaire disponible sur Internet : **www.editionsleduc.com** ou prendre contact avec notre service client à **info@editionsleduc.com**.

Achevé d'imprimer en Espagne
par Black Print CPI Ibérica S.L.
Sant Andreu de la Barca (08740)
Dépôt légal : mars 2013